今日からできる
高齢者の誤嚥性肺炎予防

東嶋 美佐子・渡辺 展江 著

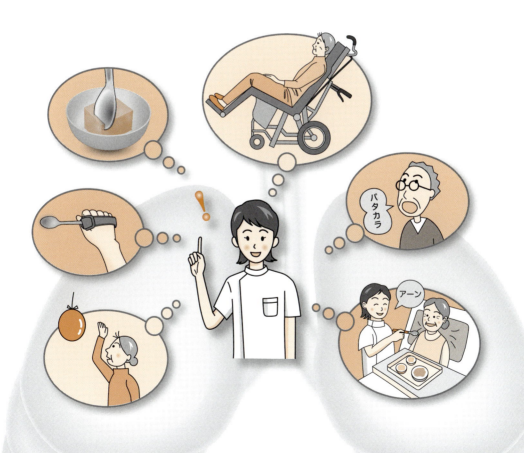

医歯薬出版株式会社

〈執筆者一覧〉

東嶋　美佐子〔第1, 2, 3(①〜⑤5-3)), 4章, 付録〕
　　長崎大学生命医科学域保健学系

渡辺　展江〔第3(⑤5-4)〜5-8)), 5, 6章〕
　　老人保健施設ルミエール

This book was originally published in Japanese
under the title of：

KYO-KARA DEKIRU KOREISYA NO GOENSEIHAIEN YOBO

(Prevention of aspiration pneumonia in the elderly from today)

Editors：
HIGASHIJIMA Misako
　　Professor, Health Sciences Systems,
　　Nagasaki University Institute of Biomedical
　　Sciences
WATANABE Nobue
　　Geriatric Health Services Facility Lumiere

© 2018　1st ed.

ISHIYAKU PUBLISHERS, INC.
　7-10, Honkomagome 1 chome, Bunkyo-ku,
　Tokyo 113-8612, Japan

序　文

　食べることの目的は，過去も，現在も，未来も変わりがないものと思います．しかし時間が流れ，少子・高齢化は確実に身近で感じる現実のものとなってきました．

　著者2人は，『摂食・嚥下障害への作業療法アプローチ』（医歯薬出版刊，2010年）を出版したあとも，食べることについての臨床や研究を積み重ねてきました．この10年間において，食べることに関する高齢者への対応も大きく変化したことを感じずにはおれません．

　大きく変化したことの1つ目は予防の観点です．いままでは，食べる障害を抱えた人たちに対して，食べる機能を再獲得させるための治療が中心でした．しかし現在は，食べる障害につながる事象を早期に発見して対応する，早期発見・早期予防という考え方が一般化しつつあります．

　2つ目の変化は連携という視点です．従来は，医療・保健・福祉がそれぞれの領域で，食べることに対するチームアプローチを行っていました．しかし現在では，医療・保健・福祉領域が，相互に横の連携を図りながらアプローチを行うことが必須の時代になってきました．その理由としては，在院日数の制限，老老介護の増加，介護保険の恩恵による自宅療養希望者の増加などがあげられます．

　3つ目の変化は施設の多様性です．これまでは，介護保険サービスで利用できる施設として，介護老人保健施設，特別養護老人ホーム，介護療養型医療施設の3種類が一般的でした．しかし近年は，加えて，有料老人ホーム（介護付，住宅型，健康型），高齢者向け住宅（サービス付き高齢者住宅，シニア向け分譲マンション，高齢者専用賃貸住宅，高齢者向け有料賃貸住宅），地域密着型施設（グループホーム，小規模多機能型居宅介護），軽費老人ホーム（ケアハウス自立型・介護型）など，高齢者の心身および介護状態やライフスタイルさらには費用面などから検討できるさまざまな種類の施設や住宅があります．

　前述した変化は，高齢化の進展とともにますます多様化していくと思われますが，食べることは，年齢や時代の流れに関係なく生きていくために不可欠です．このような時代にふたたび本書を出版する機会を得ました．著者らは，医療・保健・福祉領域の職種がともに手を携えて，高齢者の食べることを支えるために必要な最小限の知識と技術を作業療法士の立場から提供したいという思いで本書を執筆いたしました．

　本書が，高齢者の食べることを支えていく医療・保健・福祉職の方々の少しでもお役に立てばと願ってやみません．

　最後に，著者らの思いを表現できる機会が与えられたことに対して，改めて心よりお礼を申し上げます．

2018年8月　東嶋美佐子

目次

序文 iii

第 1 章　食べることの基礎について学ぼう！ ―――― 2

1. 食べることの目的 ………………… 2
2. 食べることに必要な機能 …………… 3
3. 老化が食べることに及ぼす影響 ……… 4
　1）感覚器と末梢（求心性）神経の老化によっておこる問題　5
　2）末梢（求心性）神経からの情報をとらえる中枢神経の老化によっておこる問題　5
　3）効果器と末梢（遠心性）神経の老化によっておこる問題　6
4. 食べることの重大リスク ……………… 8
　1）誤嚥とは　8
　2）窒息とは　10

第 2 章　食べることについての問題点のとらえ方を学ぼう！ ―――― 14

1. 観察 ……………………………… 14
　1）食べる環境の観察項目　14
　2）食べる機能や能力の観察項目　15
　3）1日分の観察チェック票　20
2. 検査・測定 ……………………… 21
　1）反復唾液嚥下テスト　22
　2）改訂水飲みテスト　22
　3）80cmの吹き戻しを使った呼息運動時間テスト　23
　4）発声・構音テスト　24
　5）口顔面失行テスト　25
　6）頚部の関節可動域，筋力，筋緊張　26

第 3 章　安全に食べることにつながる気配りポイントについて学ぼう！ ―――― 32

1. 食べることはたいへんな活動 ……… 32
2. 生活リズムの形成 ………………… 32
3. 就寝中 …………………………… 33
　3-1）寝ている体位は大丈夫？　33
　3-2）口腔内の潤いは大丈夫？　35
　3-3）寝返りが自力でできない人への対応は大丈夫？　36
4. 起床時 …………………………… 38
　4-1）寝起きの覚醒は大丈夫？　38
　4-2）バイタルサインは大丈夫？　39
5. 食事への諸条件 …………………… 41
　5-1）覚醒は大丈夫？　41
　5-2）食卓で待つ時間は大丈夫？　44
　5-3）口の受け入れ準備は大丈夫？　44
　5-4）食事姿勢は大丈夫？　45

5-5）むせや咳は大丈夫？ 58
5-6）食物の運びや取り込みは大丈夫？ 64
5-7）1日の摂取量やカロリーは大丈夫？ 68
5-8）口腔内の衛生状態は大丈夫？ 71

第4章　安全に長く口から食べるための運動や活動について学ぼう！ ── 76

1 フレイル予防の原則 76

2 フレイル予防法の原則 76

3 フレイル予防法としての運動・活動の選択上の原則 77

4 食事に関与する身体機能の維持・改善のための運動・活動の実際 77

1）風船バレー 77
2）吹き戻し 78
3）ブローイング 79
4）呼吸運動とともに行う関節可動域と筋緊張の維持・改善のための体操 80
5）口腔・顔面の体操 84
6）発声を用いた口腔・顔面の体操 85
7）摂食嚥下機能に関与する筋力維持や強化のための体操 86

第5章　認知症患者の食べる機能やその対応について学ぼう！ ── 90

1 認知症と物忘れの違い 90

1）認知症によっておこってくる問題 90
2）認知症と一般的な物忘れとの違い 90

2 認知症のタイプ別症状と対処方法 91

1）アルツハイマー型 91
2）レビー小体型 93
3）前頭側頭型 93
4）脳血管性 95

3 認知症の進行段階における症状と対処方法 96

1）初期の段階 96
2）中期の段階 96
3）末期の段階 97
4）終末期の段階 98
5）経口摂取可否の最終判断 100

4 認知症の進行予防のための活動 100

1）個別の活動 100
2）手続き記憶を利用した活動 101
3）歌 102

第6章　食事介助について学ぼう！ ── 104

1 介助者の食事介助技術を向上させる目的 104

2 食事介助技術のポイント 105

1）食べさせる人と食べる人の位置関係 105
2）スプーン介助 106
3）水分介助 110
4）飲み込みの確認 111
5）食物残渣の確認 112

6）食事に関して，しなくてはいけないこと・してはいけないこと　113

3 職員間での勉強会　115
1）職員の技術向上のための施設内勉強会を開催しましょう　115
2）課題にあがってくると予想される内容とその対応　116

3）誤嚥徴候（注意すべき症状）を知りましょう　118
4）介助側が，しなくてはいけないこと・してはいけないことを再確認しましょう　118
5）食事に関する自分の施設の良好な点と不良な点を知りましょう　119

付　録　食べることを支援する機関と団体　122

【1】摂食嚥下関連医療資源マップ　122
【2】一社）日本作業療法士協会の専門作業療法士　124
【3】一社）日本摂食嚥下リハビリテーション学会「認定士」と「嚥下リハ相談窓口」　125
【4】保健・医療・福祉に関して各都道府県に活動拠点をもつNPOおよび団体　127

索　引　129

本書掲載のコラム一覧

ことば！

神経，感覚，運動（筋肉） 3／中核症状 5／周辺症状 6／摂食嚥下過程に関与する筋群 7／覚醒レベル（意識） 16／差尺 17／注意力 17／嚥下反射（飲み込み） 19／ゴロ音 19／咳 19／唾液 35／バイタルサイン 39／大腿骨頸部骨折 46／円背 51／BMI 68／サルコペニア 68／舌苔 71／肩甲骨 81／顎関節 84／頬筋 85／実行機能障害 92／失認・失行 95／意味のある活動 101／手続き記憶 101／軟口蓋の挙上不全 118／認知症高齢者の日常生活自立度 119

確認！

摂食嚥下過程 6／食事姿勢の乱れ 16／声門・声帯と誤嚥との関係 25／頸の運動機能 27／霧状に吹きかける操作ができない人への注意 36／入れ歯への対応 45／前かがみの姿勢 45／前へずれた姿勢 52／座位姿勢の安定を図る 54／胸郭 82

ポイント！

頸部 8／背部叩打法 11／腹部突き上げ法 12／吸引法 12／噛む 18／送り込み力 19／むせ 19／頸部のアイスマッサージをしてみましょう 42／リクライニング車いす 54／ベッドの背もたれの曲がる部分と股関節の位置 57／姿勢調節 57／記録例 59／食物形態 59／スライス型ゼリー 60／適切なトロミ 61／食後30分はベッドの背もたれを15～20°以上にする 61／スプーンについて 65／適度な活動 70／歯磨き 73／筋力と筋持久力 77／異食 92／行動障害の理由を探る 96／食物の送り込みを助ける道具を使用する際の注意 99／なかなか飲み込まない場合 99／楽しい活動 102／舌の下方への圧迫 108／スプーンの入れ方 109／水分介助 111／自分の食べ方の確認 115／他人に食べさせてもらう 116／開口ペース 117／介助時のポイントおさらい 117

第 1 章

食べることの基礎について学ぼう！

　いまや人生100年の時代です．老人福祉法では9月15日を「老人の日」と定めています．2017年9月15日現在の厚生労働省の集計では，100歳以上の人口は6万7千人です．人口10万人当たりの割合を都道府県別に比べると，上位は西日本に集中しています．

　元気で長生きする秘訣の1つは「食べること」にあります．長寿にも地域差があるように，「食べること」に関してもさまざまな要因がかかわっています．本章では個人差で生じる要因ではなく，人が物を食べるために知っておかなければならない基礎知識について述べます．

1 食べることの目的

　食べることの**目的**（**図1-1**）は，個人によって異なります．食欲を満たすための食事から心豊かに充実した生活を送るための食事など，個人によって千差万別で多岐にわたります．しかし，老化や虚弱，病気によって，食べることの目的維持が困難になってきます．

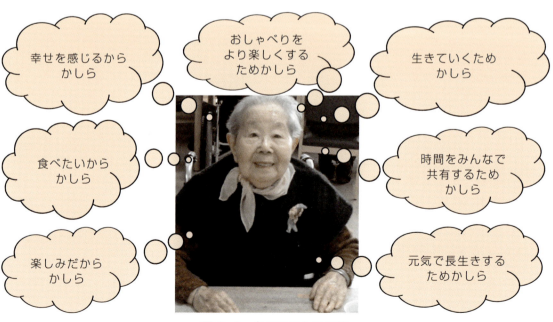

図1-1　食べることの目的

2 食べることに必要な機能

人の体を機能別に分類すると，骨格，神経，感覚，筋肉（運動），呼吸，血液と循環，消化器，内分泌，排泄，生殖の 10 系統に大別されます．老化とともにこれらの系統の機能が衰えていきます．さらに病気や虚弱が加わると，系統の機能は急速に衰えます．10 系統のなかで，生殖以外の系統は食べることに関連して重要です．そのなかでも，**神経，感覚，運動（筋肉）**はとくに重要です．

ことば！【神経，感覚，運動（筋肉）】

神経：**中枢神経**（大脳，脳幹，小脳，脊髄）と**末梢神経**（脳神経，脊髄神経，自律神経）に分けられます．

脳神経は 12 対あって I ～ XII の番号がついています．それぞれの脳神経の損傷により，**表 1-1** のように機能に障害がみられます．**食べることに重要な脳神経は，I，II，V，VII，IX，X，XI，XII** です．

表 1-1 脳神経と障害される機能（文献 2 を一部改変）

番号	脳神経名	障害される機能	番号	脳神経名	障害される機能
I	嗅神経	匂い	VII	顔面神経	唇，下顔面，唾液，味覚
II	視神経	視力，視野	VIII	内耳神経	聴力，平衡感覚
III	動眼神経	眼の動き	IX	舌咽神経	咽頭，舌根，唾液
IV	滑車神経	眼の動き	X	迷走神経	咽頭，発声，呼吸
V	三叉神経	口腔内感覚，咀嚼	XI	副神経	頸部の力
VI	外転神経	眼の動き	XII	舌下神経	舌の力

感覚：感覚のなかでも，視覚，聴覚，味覚，嗅覚，触圧覚（口腔や咽頭の粘膜）の**五感**は食べることに直接的に重要なものです．

運動（筋肉）：筋肉のなかでも食べることにとって重要なのは骨格筋（随意筋）です．中枢神経からの末梢（遠心性）神経を介した命令によって，運動は**随意運動**（食物を口に運ぶ動作など自分の意思で調整できる運動）と，**半自動運動**（嚥下反射のように自分の意思で調整することができない運動）に分けられます．

肺の**換気運動**（空気の出し入れ）も随意運動の 1 つです．換気運動には**吸息運動**（胸郭および肺の拡張により肺内に空気を入れる）と，**呼息運動**（胸郭および肺の縮小により肺内から空気を排出する）があります．**吸息運動と呼息運動の比は 1：1.5 ～ 2.0 であり，吸息運動の終末期には休息期**があります．

摂食嚥下過程の咽頭期（6 頁「確認！」【摂食嚥下過程】参照）でおこなわれる**嚥下反射（飲み込み）は，無呼吸中**（呼息運動中に一時的に呼吸を停止する）に起こる半自動運動です．

3 老化が食べることに及ぼす影響

　老化とともに心身の機能は衰えていくばかりです．現在，皆様はまだ，自分自身でも他人からも，食べることに関する悩みや不安はないと思っていたり，思われたりしていると思います．しかし，これから年を重ねるごとに口から食することに対して，さまざまな危険性や問題がおこってきます．その危険性や問題を事前に知っておくことと知らないこととでは，食べることの目的の継続に大きな違いが生じてきます．また危険性や問題を早く知ることができたら，対策も早く講じることができます．

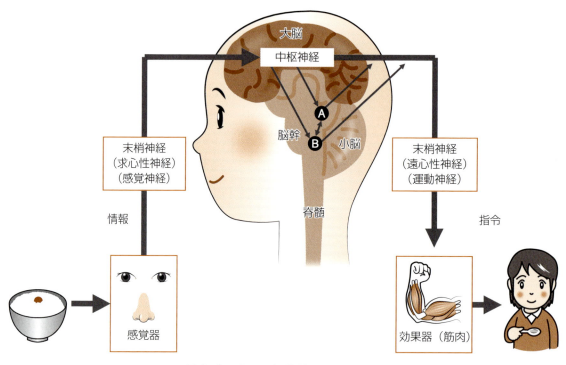

図1-2　食べる行動発現までの回路

　図1-2を見ると，**食べることに重要な神経，感覚器，効果器（筋肉）の3系統は，単独ではなく相互に連絡を取りあっている関係**ということがわかります．感覚器からの情報は求心性の末梢神経を介して，大脳を中心とした中枢神経に伝えられます．中枢神経である脳は部位ごとに役割が決まっており，必要に応じて相互に連絡を取りあいます．その情報は遠心性の末梢神経を介して効果器である筋群に伝えられ目的とする運動がおこります．すなわち，1つの系統の問題が他の系統にも悪影響を及ぼすことが理解できます．同時に，**神経を介した情報の伝達速度も老化によって遅延**します．それでは次に，感覚器，中枢神経，効果器の老化によっておこる問題について解説します．

1) 感覚器と末梢（求心性）神経の老化によっておこる問題

- **視力**低下によって食物がはっきり見えず食欲低下につながることがあります．
- **嗅覚**低下によって食物の匂いが感じ取れず唾液量減少につながることがあります．
- 聴力低下によって食事への意思疎通に問題が生じることがあります．
- **味覚**低下によって拒食，過食，食欲低下がおこることがあります．
- **口腔や咽頭粘膜の感覚低下によって重篤な嚥下リスクが発生する**ことがあります．

2) 末梢（求心性）神経からの情報をとらえる中枢神経の老化によっておこる問題

- **食事遂行への安全性の配慮**（一口量が多い，咀嚼せずに飲み込むなど）**に問題**が生じることがあります．
- **食事遂行の計画**（骨のある魚や熱い食物への配慮がない，早食いなど）**に問題**が生じることがあります．
- **食事前・中・後の意識レベル**（食事を目の前にしてウトウトしているなど）**に変動**がみられることがあります．
- 認知症の進行に伴って，食べることに対する中核症状（「ことば！」参照）と周辺症状（次頁「ことば！」参照）がおこってきます．

ことば！ 【中核症状】

記憶障害：食事をいつしたか覚えていない，さきほど何を食べたか思い出せないなどの現象としてみられます．

失認（しつにん）：食具（スプーン，箸など）や食物がどこにあるかわからず見落としてしまうと同時に，探そうとする様子もみられません．

失行（しっこう）：食具の操作や使い方がわからず，箸を鉛筆だと思って字を書こうとする，食物を口に入れても，唇を閉じることや歯や舌を使って噛むことなどの随意運動（3頁「ことば！」【運動（筋肉）】参照）ができない現象がみられます．

言語障害：障害の程度によって違いますが，書く，読む，話す，理解するなどのコミュニケーション手法のほとんどが正常に機能することが困難なために意思疎通がとれなくなります．食べることに対する訴えや要望，介助者や職員側からの指示が受け入れられないなどの現象がみられます．

実行障害：異食（食物以外を食べる）や盗食（社会的に認められていないような食行動），早食い，食物をどんどん口に詰め込むなどの現象がみられます．

> **ことば！** 【周辺症状】
>
> 幻視：お皿の模様が虫に見えるなど，実在しないものが見える現象のことです．
> 妄想：食物に毒が入っているなど，食事を用意する人に対する想像に起因しておこる現象のことです．
> 興奮：食卓に座っていられない，食事に集中できないなど，精神が過活動状態にある現象のことです．
> 攻撃：自食や介助の拒否，介助者に食物を投げたり殴りかかったりするなど，興奮とともに自制が利かない身体活動として現れる現象のことです．
> うつ：食思不振や拒食など，興奮とは反対に精神が低活動状態にある現象のことです．

- 中枢神経の障害や老化により，**口顔面失行**（失行の1つで，麻痺がないにもかかわらず，口唇や頬や舌が上手に使えない），**半側空間無視**（失認の1つで，視覚に問題がないにもかかわらず，自分を中心とした左右どちらかの空間が認知できない）などの，高次脳機能障害がおこることがあります．**口顔面失行があると，摂食嚥下過程の準備期，口腔期の障害が生じるため，重篤な嚥下リスクが発生**します．半側空間無視があると食事動作に支障がみられます（左半側空間無視であれば左側にある食器や食具が認知できず無視するなど）．

> **確認！** 【摂食嚥下過程】
>
> 摂食嚥下過程は，①**先行期**（ご飯を食べたいなと思う）→②**食事動作**（箸でご飯をつまみ口に運ぶ）→③**準備期**（口に取り入れたご飯を，唾液と混ぜながらよく噛み，適量の塊にして咽頭への送り込みの準備をする）→④**口腔期**（適量のご飯の塊を咽頭へ送り込む）→⑤**咽頭期**（適量のご飯の塊をゴックンと飲み込む）→⑥**食道期**（適量のご飯の塊を胃に送る）の一連の順序（**図1-3**）で行われます．
> ※①～⑥の番号は，次頁図1-3と「ことば！」【摂食嚥下過程に関与する筋群】とで共通．

- 脳幹にある嚥下中枢（図1-2A）に問題がおこると，嚥下反射がおこらなかったり遅延したりします．覚醒レベル（意識）に重篤な問題〔16頁「ことば！」【覚醒レベル（意識）】参照〕がある場合や**嚥下反射がおこらない場合は口からの食物摂取は禁止**です．また嚥下反射の遅延のために誤嚥の可能性が高くなることがあります．
- **脳幹にある嚥下中枢**（図1-2A）**と呼吸中枢**（図1-2B）**間の相互連絡の問題**によって，とくに水分摂取時や注意散漫時に誤嚥が出現することがあります．

3）効果器と末梢（遠心性）神経の老化によっておこる問題

- 呼吸筋の強度（筋の力）や硬度（筋の硬さ）が原因で，食事疲労や誤嚥の可能性が生じることがあります．

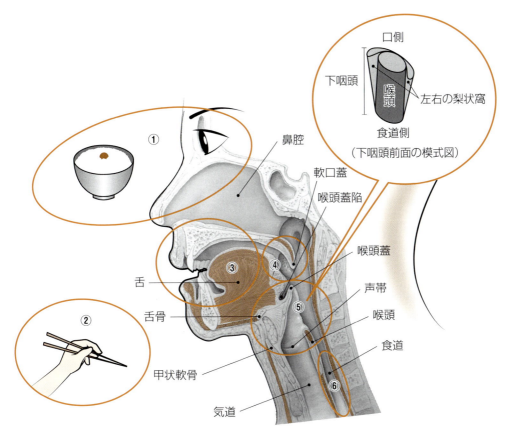

図1-3 摂食嚥下過程（側面図）

- **摂食嚥下過程に関与する筋群**（「ことば！」参照）**の強度や硬度が原因で，食物の取り込み，食物の粉砕，食塊移送などの問題のために誤嚥や窒息のリスクが発生**することがあります．

> **ことば！　【摂食嚥下過程に関与する筋群】**
>
> 口　筋　群：口唇閉鎖や食物の取り込みなどに関与します（③）．
> 咀嚼筋群：硬い食物の咀嚼などに関与します（③）．
> 舌　筋　群：唾液と混ぜ合わせて食塊形成などに関与します（③）．
> 口蓋筋群：食塊を口腔内に保持し咽頭への送り込みなどに関与します（④）．
> 舌骨筋群：喉頭が挙上しておこる嚥下反射などに関与します（⑤）．
> 咽頭筋群：咽頭径の収縮により食塊を食道に送ることなどに関与します（⑤）．

- 四肢筋（両上肢と両下肢）や頚部・体幹筋の強度や硬度さらには筋群同士の協調が原因で，食事動作や食事姿勢などに問題がおこることがあります．とくに**頚部**（次頁「ポイント！」参照）**の問題は誤嚥や窒息のリスクにつながる**ことがあります．

> **ポイント！【頚部】**
> 頚部の**過伸展**：前頁図1-3で説明すると，頚部の過伸展により④と⑤が直線的な位置関係となり，**食塊が一気に咽頭に流れ込むことで，嚥下反射（喉頭挙上）とのタイミングが計れなくなって誤嚥**がおこります．
> 頚部の**過屈曲**：図1-3で説明すると，**頚部の過屈曲により下顎が舌骨や甲状軟骨の動きを抑えてしまう**ことで，④の働きである食塊の送り込みが困難になると同時に，⑤の働きである嚥下反射の出現を困難にしてしまうために，**窒息の一因**にもなります．

4 食べることの重大リスク

食べることによって**発生するリスクには誤嚥と窒息**があります．**誤嚥の持続によって誤嚥性肺炎**にいたって生命の危険にさらされます．窒息は誤嚥と違って突発的におこり生命の危険に直結します．すなわち**1回の窒息で命を落とす**こともあります．

1) 誤嚥とは

図1-4に示す喉頭蓋の倒れ込みと喉頭挙上の問題のために，気道の完全閉鎖が不十分となり，気道に食物などが流れ込む現象のことをいいます．また喉頭蓋陥（くぼみ）に食物の残留があって，そこに口腔からの流れ込みがおこり，くぼみから残留物があふれて気道に流れ込むことによってもおこります．

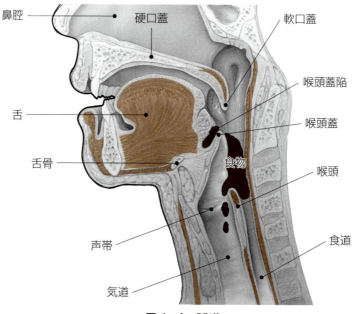

図1-4 誤嚥

(1) 誤嚥徴候

誤嚥をおこすと，むせや咳が出現します．しかし，5頁3-1）で述べた咽頭粘膜の感覚低下によって，気道に侵入しようとする食塊を異物として感知する機能が障害されるために，**むせや咳が出現しません**（**不顕性誤嚥**）．むせが出現しないと自他ともに誤嚥のサインを知ることができないために，誤嚥性肺炎への気づきや対応が困難になります．

(2) 誤嚥をおこしやすい人

病気がなくても**加齢に伴って体力が衰えていきます**．とくに呼吸や摂食嚥下に関する筋力の低下，**呼息運動時間**の短縮（**嚥下性無呼吸**への悪影響），咽頭の感覚低下などによって誤嚥の頻度が高くなってきます．加齢に病気が加わるとさらに誤嚥の頻度が増して，**口から物を食べなくても唾液で誤嚥をおこす**ようになってきます．

(3) 誤嚥の検査

嚥下造影検査（透視下で，造影剤を含んだ検査食を食べてもらって，口腔から食道までの嚥下動態を観察する検査）と，**嚥下ビデオ内視鏡検査**（鼻咽頭ファイバーを用いて，咽喉頭部の動きを視覚的に観察する検査）があります．両検査法それぞれに利点と欠点があります（詳しく知りたい方は専門書を参照してください）．またどこの病院でも行っている検査ではないことを知っておいてください．

誤嚥の可否を簡便に知る方法として，むせや頻回の咳の出現があります．しかし，上記「(1) 誤嚥徴候」でも説明したように，むせや頻回の咳が出現しない人もいます．そのような人から誤嚥の可能性を予測するには，**過去の誤嚥性肺炎や，この数日間の微熱，痰，食欲不振などの症状の持続などを確認する方法があります．**

誤嚥を見つけるその他の方法として，頸部聴診法（聴診器を頸の側面に当て，嚥下時の嚥下音や呼吸音から判断する）やセンシング法（嚥下時の鼻腔を介した空気の換気をとらえるセンサと甲状軟骨の動きをとらえるセンサから出力される波形の同調や時間から判断する．41頁図3-7参照）があります．両検査法それぞれに利点と欠点があります（詳しく知りたい方は専門書を参照してください）．

(4) 誤嚥の対応

誤嚥をおこした場合は，顔が紅潮して呼吸が乱れ，苦しそうな状態が数分間続きます．
① まず，空気を鼻から取り入れて鼻から出す方法で，呼吸リズムの再構築と呼吸筋や嚥下筋のリラクセーションを図るようにします．
② 次に，自力で強い咳をして口腔内まで喀出したのちに口腔外に排出します．
③ さらに，自力で強い咳をしても喀出が困難な場合には，11頁の**背部叩打法**や12頁の**腹部突き上げ法**を補助的に併用して口腔外に排出します．
④ 最後に，自力と補助での喀出が困難な場合には，**吸引法**（12頁「ポイント！」参照）によって機械的に喀出します（詳しく知りたい方は専門書を参照してください）．

2）窒息とは

図1-5に示すように，空気の出入り器官である気道に食塊が詰まって，息ができなくなった状態のことです．

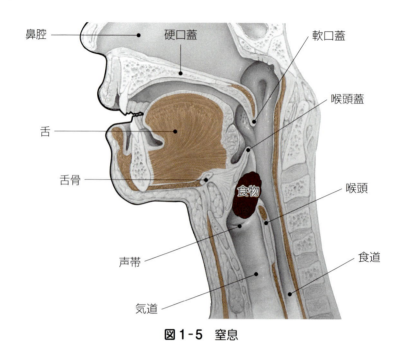

図1-5 窒息

(1) 窒息症状

軽症の場合は咳き込みが出現しますが，咳き込みが激しくて声を出せないこともあります．重症の場合はまったく声が出せない，咳ができない，息ができない，血の気がない顔面蒼白の現象がみられます．

(2) 窒息をおこしやすい人

老化のために呼吸や摂食嚥下に関する筋力が低下して，噛む力が弱い，口腔内に食物が残る，頸部が硬い，飲み込みが悪い，咳の力が弱いなどの現象がおこっています．さらに長年の食習慣における，かき込み，早食い，大食い，すすり込み，しゃべりながらの食事，などに加えて，餅類や粘りのあるご飯，芋類など素材の密度が高い物が好きな人は要注意です．

また病気の治療のために，一定期間，口からの摂食を禁止されていたのちに経口摂取を再開した人，多量の薬を服用している人，認知症により食物の認知が困難な人は二重の注意と監視が必要です．

(3) 窒息の検査

誤嚥の検査と違って窒息の可能性に関する検査はありません．窒息は偶発的・突発的におこるために，前項「(2) 窒息をおこしやすい」に該当する人は自分自身で意識して食事をとることが

重要です．また**意識することが困難な人に対しては，食物形態への工夫や食事場面の監視**を強化して，窒息を早期に発見して対応することが重要です．

(4) 窒息の対応

窒息をおこした瞬間に呼吸困難や意識消失が現れます．窒息の重症度や部位によって予後は違ってきますが，**早期発見と早期対応が生命の危機と比例する**と思ってください．

① できるだけ早く窒息を発見します．食べている様子が普段と違って，食具を落とす，姿勢が崩れる，喉の部分を手で押さえる，胸の部分を手で叩くなどの現象など，窒息症状がみられる場合に注意を払います．

② **窒息かもしれないと思ったら周囲に知らせて人手を確保**します．**同時に緊急要請**（施設ではドクターコール，その他の場所では **119番**に連絡）をします．

③ 窒息が軽症で激しい咳や咳き込みをしている場合は，それを妨げないように側で励ますような声がけを行います．

④ 咳で詰まった物が喀出できない場合は，**背部叩打法**（「ポイント！」参照，**図1-6**）（背中を叩いて詰まった物を吐き出させる），**腹部突き上げ法**（次頁「ポイント！」参照，**図1-7**）（お腹を圧迫して詰まった物を吐き出させる），**吸引法**（次頁「ポイント！」参照，**図1-8〜10**）（口腔内にノズルを入れて詰まった物を取り出す）を行います．

> **ポイント！【背部叩打法】**
> ① 背中を叩いて詰まった物を取り除くことを患者に説明します．
> ② 処置をする人の非利き手で患者の胸部をしっかり支えてから，頭部を含めた上半身を可能なかぎり床面のほうに曲げるように言います（**図1-6a**）〔より重力を利用する方法としては，人手があれば，逆さ吊りや大型バランスボールを利用した半逆さ吊り（**図1-6b**）があります〕．
> ③ 両肩甲骨のあいだを，手の甲の付け根でしっかりと力を入れて頭部の方向に向かって強く叩きましょう（**図1-6c**）．

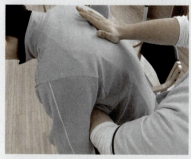 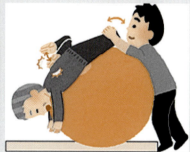 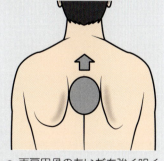

a 上半身を曲げる　　b 半逆さ吊り　　c 両肩甲骨のあいだを強く叩く

図1-6　背部叩打法

> ④ この方法を何回も繰り返しますが，詰まった物の喀出が困難な場合には，腹部突き上げ法（次頁「ポイント！」参照）を行います．

ポイント！【腹部突き上げ法】

①お腹を押し上げて詰まった物を取り除くことを患者に説明します．
②患者を立たせるか座らせるかして，処置をする人は患者の背後に立ちます．
③背中から患者の両脇に手を通して，抱きかかえるようにして腹部に手を回します．
④腹部に回した両手を臍の部分に置き，片手は握りこぶしを作り，もう一方の手で握りこぶしをつかんで，お腹をこぶしで下から上へと素早く突き上げます（突き上げにより内臓を傷める可能性があります）．

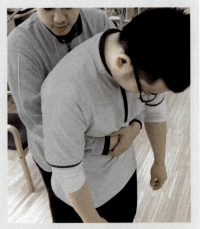

図1-7　腹部突き上げ法

ポイント！【吸引法】

図1-8～10は，突発的におこる窒息に対応するための吸引装置です．図1-8，9は電源を必要としないタイプです．図1-10は家庭用掃除機の吸引ホース部に膨らんだ部分を装着するタイプです．1台は常備しておくとよいと思います．しかし吸引装置の使用においては，吸引時間とノズルの挿入長によっては侵襲的な身体被害が生じる可能性のあることを忘れてはなりません．

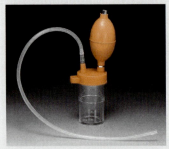
図1-8　手動式吸引器
〔ブルークロス(株)製〕

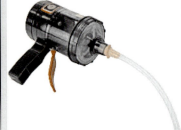
図1-9　エマージェンシー・アスピレーター
〔Vitalograph製〕

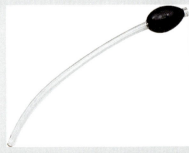
図1-10　イマムラIMG吸引ノズル
〔(株)イマムラ製〕

(5) 心肺蘇生を行います（詳しく知りたい方は専門書を参照してください）．

【参考文献】
1) 中野昭一：図説・ヒトのからだ．医歯薬出版，1994，pp93-107，167-232，259-277．
2) 田崎義昭，斉藤佳雄（坂井文彦改訂）：ベッドサイドの神経の診かた．南山堂，2017，pp105-140，157-170，189-232，243-261，277-284．
3) 里田隆博，戸原 玄：摂食・嚥下と誤嚥のメカニズム．医歯薬出版，2013．
4) Jacqueline Kindell（金子芳洋訳）：認知症と食べる障害．医歯薬出版，2005，pp1-6．
5) 宮越浩一，鵜澤吉宏，森憲司：リハビリテーションリスク管理ハンドブック．メディカルビュー，2008，pp156-178．

第2章 食べることについての問題点のとらえ方を学ぼう！

　食べることの目的を継続するためには，食べることのどこに問題があるのかについて，自他（対象者，職員，介助者など）ともに知ることが大切です．

　食べることの問題を知るための方法を評価といいます．**評価法**には，観察，検査・測定の2つの方法があります．

　本章ではこの2つの方法を使って，食べることに対する問題のとらえ方について述べます．

1　観察

　観察とは，実際の食事場面での（周囲の人が見て）問題の有無を調べる方法です．

　対象者の実際の食事場面を，職員や介助者が見る他者観察が一般的な方法ですが，口の中に物が入ったあとの他者観察は推測の域を出ない箇所なので，対象者が感じた問題は積極的に観察者に伝えるようにしてください．また，観察者も，対象者に対して十分に聞き取りを行うようにして問題の共有化に努めてください．

　観察項目は，対象者の食べる環境と食べる機能・能力に大別されます．食べる環境の不整備によって，食べる機能や能力を十分に発揮することができないだけではなく，誤嚥や窒息のリスクにつながります．

1）食べる環境の観察項目

　対象者に悪影響を及ぼしていると思われる環境に☑をつけてください．対象者が居住する環境によって該当しない場合は⊘をつけてください．

- ☐ ゆったりと落ち着ける部屋の広さや明るさではありません．
- ☐ 物音やテレビ音などが常にしています．
- ☐ 人の動きが多いです．
- ☐ 視界に気になる物が多く存在します．
- ☐ 職員が多忙で頼みごとや声かけができません．
- ☐ 個別対応の食卓台や椅子などがありません．
- ☐ 個別対応の食器・食具（スプーン，箸など）類がありません（**図2-1**）．
- ☐ 個別対応の栄養補助食品が備えられていません（**図2-2**）．

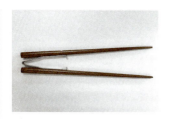

図2-1 ソフトバリアフリー箸
〔(有)志水商会〕

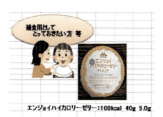

図2-2 栄養補助食品
〔(株)クリニコ〕

表2-1 食物形態の種類と段階

主食	副食
米飯	普通
おにぎり	1口大
二度炊き	超刻み
粥	ミキサー
ムース	ムース

- ☐ 食物形態の種類が少ないです（**表2-1**）．
- ☐ 食事中に自由に使える増粘剤（とろみを付ける物）がありません．
- ☐ 持ち運び可能な吸引器がありません．
- ☐ 緊急事態を知らせる手段がありません．
- ☐ 食事中の職員と対象者の比率（見守り，介護体制）が低いです．
- ☐ 臨機応変に座席の変更ができません．
- ☐ 食札に，総カロリー・栄養成分・水分量の記載がありません．

2) 食べる機能や能力の観察項目

　対象者に悪影響を及ぼしていると思われる機能や能力に☑をつけてください．対象者の個人の状況（食事介助，居住場所）によって該当しない場合は⊘をつけてください．

(1) 食前期の全身状態

- ☐ 今日は話し方（多弁，無口）が普段と違います．
- ☐ 今日は行動（過活動，低活動）が普段と違います．
- ☐ 今日は寝不足状態です．
- ☐ 今日は熱があります．
- ☐ 今日は咳があります．
- ☐ 今日は喉のところにゴロ音（19頁「ことば！」【ゴロ音】参照）があります．
- ☐ 今日は血圧（高い，低い）や脈（徐脈，頻脈）が普段と違います．
- ☐ 今日は声質（**開鼻声**（かいびせい）は鼻に抜ける声，**嗄声**（させい）はガラガラ声）が普段と違います．

(2) 食準備期

　食卓に着いて，食事が運ばれてくるまで待っている待機時間のことです．6頁「確認！」【摂食嚥下過程】では，先行期に相当します（**図2-3**）．

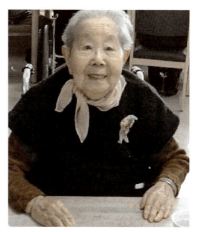

図2-3 食準備期

- □ **食事姿勢**の乱れ（「確認！」参照）があります．
- □ **覚醒レベル（意識）**（「ことば！」参照）に問題があります．
- □ キョロキョロして落ち着きがありません．
- □ 食卓に着こうとしません．
- □ 食事を拒否します．

確認！ 【食事姿勢の乱れ】

①椅子座位が正中位（前後・左右から見て真ん中）ではありません．
②両側の足底が床に着いていません．
③頭部が正中位（前後・左右から見て真ん中）ではありません．
④両肩が上がっています．

ことば！ 【覚醒レベル（意識）】

清明：刺激の有無に関係なく，日中は開眼して受け答えもまったく問題がない状態のことです．
傾眠（けいみん）：さまざまな要因（睡眠不足，満腹状態，暖かい環境など）により，食前，食中，食後に寝てしまう状態のことです．声かけなどの刺激で一時的に目が覚めますが，刺激の有無にかかわらずまた目を閉じてしまいます．**目は閉じていても口にスプーンが触れると自然に開口するのもこの分類**になります．
昏睡（こんすい）：病的な覚醒状態です．外界からの強い刺激にも，目を開けるなどの運動的反応がまったくみられません．
昏迷（こんめい）：病的な覚醒状態です．強い刺激に対して短時間の覚醒や運動反応がみられますが長続きしません．強い刺激がなくなると深い眠りに入ってしまう状態です．

（3）食事動作期

　運ばれてきた食事を，食具を使って口腔内に取り入れる過程をいいます．6頁「確認！」【摂食嚥下過程】では，食事動作に相当します（図2-4）．

- □ テーブル高（**差尺**（さじゃく），次頁「ことば！」参照）が適切ではありません．
- □ トレーの位置が適切ではありません（対象者に対して真ん中・中央が基本ですが，非利き手で食具を操作する必要性や，半側空間無視があれば位置の見直しが必要です）．
- □ 利き手での食具の操作に問題があります（食具が握れない，食物をすくえない，食物をはさめない）．
- □ 非利き手での食器の把持と操作に問題があります．
- □ 食物，食器，食具の見落としや無視があります．
- □ 食事や周囲への**注意力**（次頁「ことば！」参照）に問題があります．
- □ 食物を口へ運ぶ動作に問題があります（途中で落とす，手がふるえる）．
- □ 食物を口へ運ぶ速度に問題があります．

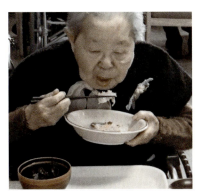
図2-4 食事動作期

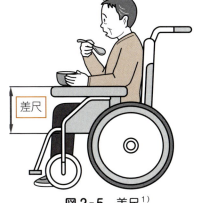
図2-5 差尺[1]

- ☐ 食物を口へ運ぶ一口量に問題があります．
- ☐ 食事動作過程で生じた困りごとに対して援助を求めることができません．
- ☐ 提供された食物形態と食事動作との解離（四等分にカットされた豚カツをスプーンで食べるなど）があります．

ことば！【差尺】

差尺つまり個々人にあったテーブル高は，座高（頭頂から椅子の上座面までの長さ）× 1/3 − 1〜2cm で求めます（図2-5）．

ことば！【注意力】

食事への欲求が先行して，注意力（選択性，持続性，転導性，多方向性，感度）の低下や亢進が生じます．
①選 択 性：無数の外在刺激から必要な少数刺激に注意を向ける機能のことです．
②持 続 性：選択した刺激に対して一定時間注意を向け続ける機能のことです．
③転 導 性：1つの刺激に集中しながらも同時に周囲に注意を配る機能のことです．
④多方向性：周囲への注意を多方向からしなければならない機能のことです．
⑤感　　度：無数の刺激に対して注意の深さを均等に配分する機能のことです．

（4）摂食嚥下期

食物を口腔に取り入れて食道に送るまでの過程をいいます．この過程は外から透視的に見ることができませんので，観察者の観察力や経験に左右される過程であると同時に，**誤嚥や窒息のリスクに直結する過程であることを常に気に留めながら観察をする必要があり**ます．摂食嚥下過程の，準備期，口腔期，咽頭期，食道期に相当します（**図2-6**，6頁「確認！」【摂食嚥下過程】参照）．

- ☐ 口に食物を取り込むことが上手にできません（唇が閉じない，口からの食物の流出）．
- ☐ **噛む**（「ポイント！」参照）ことに問題があります（噛む回数が少ない，硬いものは口から出すか残す，軟らかい物を好んで食べる，長い時間噛んでいる）．
- ☐ 噛んだ食物を適切な塊にまとめることができません．
- ☐ 口の中に食物をためこんでいます．
- ☐ 食物の**送り込み**（次頁「ポイント！」参照）に問題があります（送り込めない，送り込みに時間がかかる）．
- ☐ **嚥下反射（飲み込み）**（次頁「ことば！」参照）の遅れや反射がおこらないことがあります．
- ☐ 口の中で**ゴロ音**（次頁「ことば！」参照）がします．
- ☐ **むせ**（次頁「ポイント！」参照）があります．
- ☐ むせたときに**咳**（次頁「ことば！」参照）がみられません．
- ☐ 食事開始から終了まで時間がかかります．
- ☐ 食事中に疲労がみられます．
- ☐ 食事中に体の崩れがみられて自分では直すことができません．
- ☐ 1食分の必要カロリーを摂ることができません．

ポイント！【噛む】

噛む力は歯の状態と咀嚼筋（咬筋など）によって違ってきます．入れ歯を使用している対象者であれば噛む力への影響も確認する必要があります．なお，**入れ歯で噛むことが必ずしもよいとはかぎりません．噛む力がないのに入れ歯が装着されていれば，死腔（口の中で使われない空間）が多くなるため噛む力に対しては悪影響**になります．

噛む力と提供される食物形態が一致しているかどうかの確認は，提供されている食物形態のなかで硬い食物と軟らかい食物を通常どおりの回数で噛んでもらったあとに，口腔内を観察して噛み砕かれた食物の形状から判断するようにします．

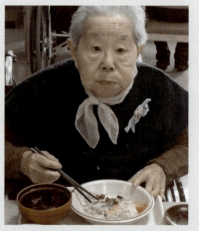

図2-6 摂食嚥下期

ポイント！【送り込み力】

7頁図1-3を見てください．送り込みは④で行われる活動です．④の送り込み力によって⑤の咽頭に食物が流れ込む力が違ってきます．送り込み力が働かず重力の力だけではダラダラと流れ込んで，嚥下（飲み込み）前のむせの原因になります．

送り込み力は，口唇の完全閉鎖，軟口蓋挙上（鼻腔と口腔との空気の流れを遮断する役割），奥舌の沈下（食物を咽頭や食道に速やかに誘導する役割）という，3つの機能がすばやく同調することによって発揮されます．

ことば！【嚥下反射（飲み込み）】

7頁図1-3にある舌骨の上下に付く筋群が喉頭を瞬時に引き上げることで嚥下反射がおこります．しかし，老化や虚弱や病気によって筋力が低下すると喉頭を瞬時に引き上げることができなくなります．

ことば！【ゴロ音】

ゴロ音は咽頭部分にある溝（7頁図1-3にある下咽頭部の喉頭蓋陥や左右の梨状窩）に，食物や唾液や痰が貯留しているときに発生します．

口の中に物がないときに「ア～」音を発声させると，振動するア音が聞こえるのがゴロ音です．ゴロ音がある場合は，①物を入れないで唾液嚥下（空嚥下）を数回行わせる，②①の対応で解消しなければ咳によって吐き出させる，③①と②の対応で解消しなければ吸引をする，の順で対応します．

ポイント！【むせ】

9頁「(1)誤嚥徴候」で説明しています．**むせが出現したか否かも大切ですが，むせの原因と，むせがおきたのは飲み込み前・中・後のいつの時期だったのかを特定することが重要**です．

①むせたときの食事動作は問題なかったか，②むせは何を食べたり飲んだりしたときにみられたか，③②の原因は複数の食物や飲料に及んでいるか，④摂食嚥下期に何回出現したか，などが観察ポイントとなります．

嚥下（飲み込み）の前・中・後におこるむせの原因は，嚥下前は舌筋群，嚥下中は声門や声帯を閉じる筋群，嚥下後は咽頭筋群の筋力低下によるものです（7頁「ことば！」参照）．

ことば！【咳】

咳はむせたときに誤嚥物を気道の外に出すためにおこる防御反応（外敵から体を守るために備わっている機能）です．呼息運動に問題がある人や，むせが出現しない人（9頁「(3)誤嚥の検査」）は，咳も出現しないことが多いです．

（5）食後期

食事が終わり歯磨きを行ったあとに，各人の思い思いの場所で自由な時間を過ごす前までの過程をいいます（**図2-7**）．

- □ 食後にむせがみられます．
- □ 洗面所まで歩けません．
- □ 洗面所に立って前かがみの姿勢が保持できません．
- □ 歯ブラシの操作ができません．
- □ 歯磨き後も口の中に食物が残っています．
- □ 口をゆすぐことができません．
- □ 口をゆすぐ水を飲んでしまいます．
- □ 入れ歯の装脱着や清掃ができません．

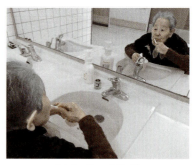

図2-7 食後期

3）1日分の観察チェック票（表2-2）（文献8を一部改変）

（1）観察チェック票使用上の留意点

① 1人の対象者に対して，短くても連続3日間は観察評価を行います．
② ★が付いている観察項目に☑を入れた場合は，横に要点を記載してください．
③ 連続3日間で計9回の食事において☑の数が多かった観察項目が，今後の評価や対応の項目につながります．

表2-2 1日分の観察チェック票

年 月 日・曜日		朝食	昼食	夕食
観察者名・職種				
食事内容				
食前期	話し方の異常	□	□	□
	行動の異常	□	□	□
	寝不足状態	□	□	□
	熱がある★	□	□	□
	咳をしている	□	□	□
	ゴロ音がある	□	□	□
	血圧や脈の異常	□	□	□
	声質の異常	□	□	□
食準備期	食事姿勢の乱れ	□	□	□
	覚醒レベル（意識）問題★	□	□	□
	キョロキョロしている	□	□	□
	席に着かない	□	□	□
	食事拒否	□	□	□

食事動作期	テーブル高が不適切★	☐	☐	☐
	トレーの位置が不適切	☐	☐	☐
	利き手の操作問題	☐	☐	☐
	非利き手の操作問題	☐	☐	☐
	見落としや無視	☐	☐	☐
	注意力の問題	☐	☐	☐
	食物運搬動作の問題	☐	☐	☐
	食物運搬速度の問題★	☐	☐	☐
	食物運搬量の問題★	☐	☐	☐
	援助要求が困難	☐	☐	☐
	食物形態と食事動作の解離★	☐	☐	☐
摂食嚥下期	食物の取り込み問題	☐	☐	☐
	噛む問題★	☐	☐	☐
	食塊にできない	☐	☐	☐
	ため込み★	☐	☐	☐
	送り込めない★	☐	☐	☐
	嚥下反射の問題★	☐	☐	☐
	ゴロ音が聞こえる★	☐	☐	☐
	むせ★	☐	☐	☐
	咳★	☐	☐	☐
	総食事時間の問題	☐	☐	☐
	疲労あり	☐	☐	☐
	食事中の体の崩れあり	☐	☐	☐
	摂取量不足★	☐	☐	☐
食後期	むせ★	☐	☐	☐
	歩行不能	☐	☐	☐
	立位姿勢不能	☐	☐	☐
	歯ブラシ操作不能	☐	☐	☐
	清掃後の食物残渣★	☐	☐	☐
	口ゆすぎ不能	☐	☐	☐
	口ゆすぎ時の飲水	☐	☐	☐
	入れ歯の管理	☐	☐	☐
予備		☐	☐	☐
		☐	☐	☐

2 検査・測定

　前述の食べることに必要な機能の問題の有無（3～7頁）を判断するための基準や評価方法が明確化されている検査・測定について紹介します．検査・測定は，特定の機能問題の有無をとらえる方法であるため，かならず観察と併用して評価することが重要です．

1）反復唾液嚥下テスト

目　的：唾液の飲み込み（嚥下反射）が，基準レベルにあるかどうかを調べるために行います．このテストは嚥下障害患者を抽出するためではなく，健常者を除くためのものです．

方　法：①検査者の左手の示指と中指で，対象者の甲状軟骨をはさむように横方向に指を置きます（図2-8）．
②検査者の右手にストップウォッチを持ち，「はい」という合図とともに，30秒間にできるだけ多くの回数の唾液を飲んでもらいます．
③検査者は，甲状軟骨が示指を完全に乗り越えた回数を数えます．

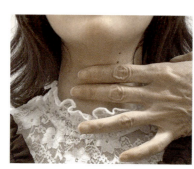
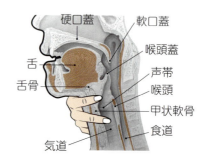

図2-8　甲状軟骨に対する示指と中指の置き方[1]

判　定：30秒間におこった飲み込み回数を記録として残します．**30秒間に3回以下であれば，嚥下障害を疑って詳細な評価**を行います．**8回以上であれば問題はありません**．

留意点：①中指の位置から甲状軟骨が上がり出しますが，加齢とともに示指を越えない現象が多くみられます．それは1回と数えませんので注意してください．
②女性は触知で甲状軟骨が確認しがたいので，何回か飲み込みを行ってもらい，甲状軟骨を特定したあとに，方法①の設定をして実際のテストを行います．
③加齢による筋力低下のために，甲状軟骨が想定位置よりも下に位置することを確認しましょう．

2）改訂水飲みテスト（図2-9）[8]

目　的：冷水を飲む過程での，飲み込みの状態，むせの有無，飲む時間などを観察して嚥下機能の問題を見つけるものです．

方　法：①冷水3mlを入れた注射器を使って，口腔底（舌の下）に冷水を注ぎます（検査者施行の場合）．
対象者が施行する場合は，冷水3mlが入ったスプーンを使って口腔底に冷水を注ぎます．
②口腔底に入った冷水を飲み込んでもらいます．

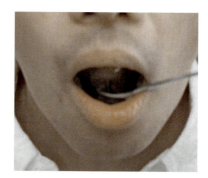

図2-9　改訂水飲みテスト

③可能なら追加して2回の反復嚥下（唾液を繰り返し飲み込む）をしてもらいます．

判　定：①評価基準4以上なら，最大2回施行（合計3回）を繰り返して，最も悪い点を評点とします（表2-3）．

表2-3　改訂水飲みテストの評価基準[8]

1	嚥下なし，むせるかまたは呼吸切迫	嚥下障害の疑いあり
2	嚥下なし，呼吸切迫*（不顕性誤嚥の疑い）（9頁）	
3	嚥下あり，むせるかまたは嗄声（15頁）	
4	嚥下あり，呼吸良好，むせなし	正常
5	4に加え，追加嚥下が30秒以内に2回可能	

*呼吸切迫：息苦しさ，息が乱れ荒い，ゼーゼーの雑音

留意点：①冷水を口腔内に入れる場合は，咽頭に直接流れ込むのを防ぐため舌の上（舌背）に注がず，舌下（口腔底）に入れます．
②改訂水飲みテストは，検査者が施行するのが正式な検査ですが，対象者（本人）にスプーンを使って施行してもらう方法と比較してもよいでしょう．意図的嚥下（他人から口腔内に入れられて嚥下する）と随意的嚥下（自分の意志で入れて嚥下する）の違いを確認することができます．

3）80cmの吹き戻しを使った呼息運動時間テスト（図2-10）

目　的：80cmの吹き戻しを吹いている時間を測定することで，**嚥下中の呼息運動時間**（3頁「ことば！」の「運動（筋肉）」，9頁「(2) 誤嚥をおこしやすい人」参照）**に，問題があるかどうかを推測**するものです．

方　法：①対象者は，事前処理（伸縮する80cmの紙筒の部分に数回空気を注入する）をした80cmの吹き戻しを口にくわえ，検査者の「はい」の合図で吹き伸ばします．同時に，検査者はストップウォッチを押して計測をスタートします（**図2-10a**）．
②最大に伸張した80センチを可能なかぎり維持し続けてもらいます（検査者は先端が完全に伸びていることを確認します）（**図2-10b**）．
③吹き戻しの先端が曲がり始めたときにストップウォッチを止めて，そのときの時間

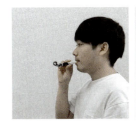
a 吹き戻しを口にくわえる

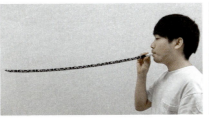
b 最大の伸張を維持する

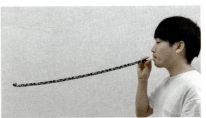
c 吹き戻しの先端が曲がり始める

図2-10　吹き戻しを使った呼息運動時間テスト

を記録します（**図2-10c**）．

判　定：①20歳の平均吹き戻し呼気時間は45秒です．
②75歳（健常高齢者）の平均吹き戻し呼気時間は35秒です[2]．
③**嚥下に支障の出る吹き戻し呼気時間の境界は15秒**です[3]．

留意点：①呼気時間の測定に吹き戻しを使用する場合は，事前処置の条件（伸縮する80cmの紙筒への空気の注入時間と回数）を統一しておきましょう．
②判定に記載している時間は参考値として利用しましょう．個々人の数日間の変化をもとに，呼気時間の問題について判定します．

その他：産学共同で開発した呼気圧測定装置もあります（**図2-11**）．

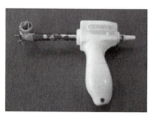

・呼気力（Kpa）
・呼気時間（s）
・呼気量（Kpa・s）

ハッピー

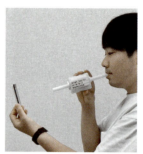

・呼気時間（s）
・呼気圧（Kpa）
・呼気流量（L/s）
・呼気量（L）

新ハッピー

図2-11　呼気圧測定装置（特願24-032）
〔問い合わせ先：サイエンスリサーチ(株)，長崎市〕

4）発声・構音テスト（図2-12）

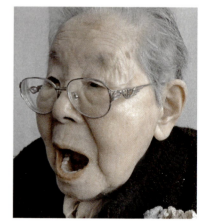

目　的：発声・構音を通して，気管への誤嚥物浸入を防止するための**声門**（左右2枚の弁のあいだの通路）閉鎖と，声門調節による**声帯**（左右の2枚の弁）振動から生じる音質により，**誤嚥**の可能性の有無を予測するものです（次頁「確認！」参照）．

方　法：①検査者の「はい」の合図で，日常の音量で「ア音」をできるかぎり長く発声してもらうように指示します．
②検査者は「はい」の合図とともにストップウォッチをスタートさせ，被検者の声が聞こえなくなった時点でストップウォッチを止めて，表示された時間を記録します．
③発声時間の測定とともに声の音質を聴取します．

図2-12　発声・構音テスト

判　定：①男性の発声時間の平均は30秒です．
②女性の発声時間の平均は20秒です．

③9秒以下は呼吸機能や声門閉鎖（左右の声帯が完全に閉まらず隙間がある）不全の異常が疑われます．
④開鼻声（15頁）があれば軟口蓋挙上不全が疑われます．
〔開鼻声があると送り込み力が低下します．（19頁「ポイント！」【送り込み力】参照）〕
⑤嗄声（15頁）があれば声門閉鎖不全が疑われます．
〔嗄声があると誤嚥物が気道の中に浸入する可能性が高く，さらに咳による呼息力も低下します．（19頁「ことば！」【咳】参照）〕

留意点：①発声開始時の音量や音程によって発声時間に違いがみられるので，個々人の数日間の変化をもとに，発声時間の問題について判定します．

> **確認！** 【声門・声帯と誤嚥との関係】
>
> 声帯の開閉によって声門の開き幅も違います．飲み込み時には声帯も声門も閉じていて空気の流れはありません．また**話をしているときには声帯も声門も開いていて空気の流れがあります．話をしながら食べるとむせることを経験**しますが，それは声帯の開閉のタイミングがずれることによっておこります（図2-13）．
>
> 第Ⅹ脳神経の**迷走神経**（3頁表1-1）から分かれる**反回神経**が障害されると，声帯が開いた状態（左の反回神経が障害されると左の声帯が閉じない）となり，左の声門も半開き状態になります．半開き状態の声門を通して下方の気管に誤嚥物が流入して誤嚥性肺炎がおこります．

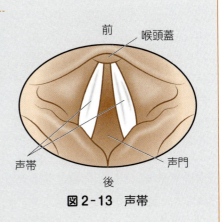

図2-13 声帯

5）口顔面失行テスト

目　的：摂食嚥下過程の準備期や口腔期において必要な器官である，口，歯，舌，頬の使い方に問題がないかを調べるものです．

方　法：口頭（言葉での説明）と模倣（真似をする）での指示をしたときに，下記の運動が正しく行えるのか否かを観察評価します（図2-14）．

判　定：①図2-14a～fの運動ができない，指示された運動を行おうとするがその実施において奇妙な器官の使い方がみられる場合には口顔面失行を疑います．

留意点：①口顔面失行と判定しても，最終的には実際の食事観察を行った結果をもとに総合的に判定します．
②耳を介した言語理解が困難（聴覚的把持力低下）な人は，口頭による指示に従うことが難しい反面，模倣による指示には従うことができます．
③口頭と模倣の指示による検査の実施と併せて，図2-14a～dの単純な運動とe，f

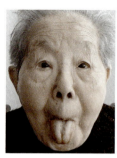
a 舌の出し入れ
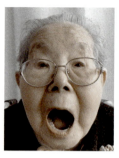
b 口の開閉
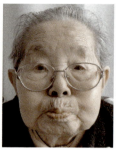
c 頬の凹凸
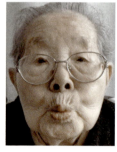
d 口笛を吹く
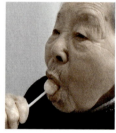
e 棒付飴をなめる
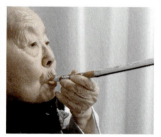
f 吹き戻しを吹く

図2-14　口顔面失行の検査方法

のように道具を使ったテストの両方を行います．

摂食嚥下過程において問題となる失行・失認

次の①〜③の障害は口顔面失行と違って誤嚥や窒息の直接的なリスク因子にはなりません．しかし食事動作遂行においては問題になる因子です．検査方法については専門書を参照してください．

①**観念運動失行**：箸やスプーンについての口頭による使用方法の説明は理解できるものの，実際に使ってもらうと正しく使用ができない現象のことです．

②半側空間無視：対象者の正中よりも左側空間あるいは右側空間にある物体への認識が極端に違う現象のことです（たとえば，右側空間にある食物のみを食べるのは左半側空間無視といいます）．

③注意障害：食事の提供を待つあいだや食事中に，周囲の動きや音などに意識が向いてしまう現象のことです．

6）頸部の関節可動域，筋力，筋緊張

目　的：神経，感覚，運動（筋肉）は食べる機能（3頁）として重要です．そのなかでも，**頸の運動機能（関節可動域，筋力，筋緊張）**はとくに重要です．関節可動域，筋力，筋緊張は相互に関係していて，1つの問題でも誤嚥につながることから，3つの機能に問題がないかどうかを個別に調べます．

> **確認！** 【頚の運動機能】

・関節可動域とは，骨と骨の接合部である関節が動く範囲のことです．関節の構造によって動く範囲や動く方向はさまざまです．頚の動く**範囲**と**方向**は図2-15〜21に記載しています．

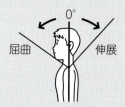

図2-15　頚の屈伸[9)]
屈曲（60°），伸展（50°）

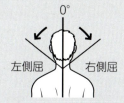

図2-16　頚の側屈[9)]
左側屈（50°），右側屈（50°）

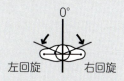

図2-17　頚の回旋[9)]
左回旋（60°），右回旋（60°）

・**筋力は6段階で示されます．人は最低筋力が段階3以上ないと日常生活を営むことができません**．段階3は，抵抗が**重力**だけであれば関節可動域を完全に動かすことができます．段階4と5は，**抗重力肢位**と検査者の徒手力を合わせた抵抗に対して関節可動域を完全に動かすことができます．段階2と1は，重力の影響を最大限に排除した状態であれば，関節可動域を完全あるいは不完全に動かすことができます[6)]．段階0は筋の収縮がないので動きはありません．

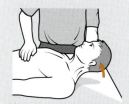

図2-18　頚部屈曲3
肩は台に付けたまま，頭を台から浮かして保持してください．

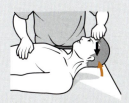

図2-19　頚部屈曲4・5
段階3の状態で額に力を加えるので頭を浮かした状態を保持してください．

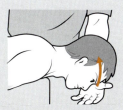

図2-20　頚部伸展3
台より前方に頭を出した状態で水平に維持してください．

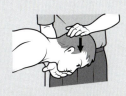

図2-21　頚部伸展4・5
段階3の状態で後頭部に力を加えるので，頭を水平位に保持してください．

・**筋緊張は低下・正常・亢進の3段階で示されます**．図2-22，23に示した頚部周囲の筋を触知してください．中枢神経に問題があれば筋緊張は亢進（正常と比べて筋が硬い）します．また末梢神経（下行神経，運動神経）から効果器（筋肉）までに問題があれば筋緊張は低下（正常と比べて筋に張りがない）します（4頁図1-2）．

（次頁につづく）

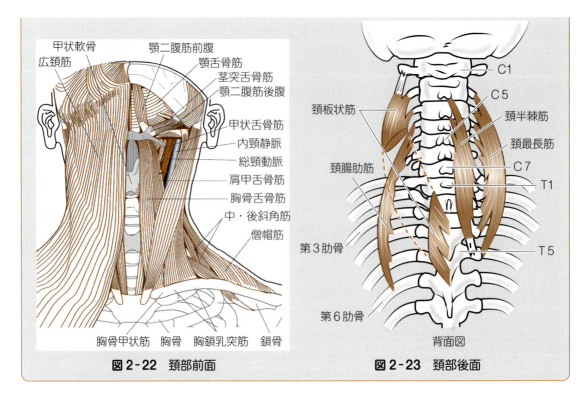

図 2-22 頸部前面　　　　　　図 2-23 頸部後面

方　法：①関節可動域は，図 2-15 ～ 17 に示す 0°線を基本線にして，その基本線から何度動いたかを角度計を使って計ります．
　　　　②筋力は身体の動き別に検査肢位が定められています（詳細は文献 6 を参照）．嚥下に重要な頸部の屈曲と伸展の筋力は図 2-18 ～ 21 のように行います．
　　　　③筋緊張は，手で直接的に筋を触って硬さの程度を調べます．
判　定：①関節可動域は図 2-15 ～ 17 にある頸の参考可動域と比較します．参考可動域より小さい数字であれば，関節制限が何度あると判定します．
　　　　②**筋力は段階 3 の肢位（図 2-18，21）から開始**します．段階 3 が可能ならば段階 4 と 5 （段階 4 は検査者の加える力は半分程度，段階 5 は検査者の加える力は最大）へと進みます．検査肢位と検査者が加える力の程度で判定します．
　　　　③筋緊張は，頸部の前後左右に付く筋群を触知して，検査者の筋緊張と比べて，各方向の筋緊張状態を判定します．

筋緊張低下例の判定

　図 2-24 では，座位でも立位でも頸部を伸展することができません．自力で食物を口に入れても頸部が最大屈曲しているため，送り込みと嚥下反射の遅延がみられます．そ

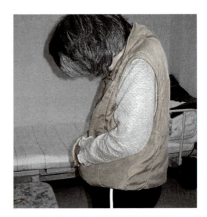

図 2-24　筋緊張低下例

のため食事姿勢はリクライニング 40°で介助です．運動機能の問題は，頚伸展筋力 2（仰臥位で頭部の後ろに置いた検査者の両手に，頭部を押し付けることができます）と頚部伸筋の筋緊張低下です．

筋緊張亢進例の判定

図 2-25 は，自力座位は不能で，三面支持の車いすには短時間であれば座れます．栄養法は経鼻栄養（鼻に通した管から送る）で，寝たきりのために，他動による右側臥位と左側臥位の 2 方向での体位変換をしています．仰臥位は円背（背中が丸くなる）と頚部伸展の運動機能すべての問題のために，体の背面全体がマットに付かないことから体位変換肢位としては活用できません．

車いす姿勢になると重力の影響で頚部伸展が増強されるとともに，頚部前面は引き伸ばされるために常に開口状態になります．そのために唾液の飲み込みが困難となり，誤嚥性肺炎のリスクが高まります．

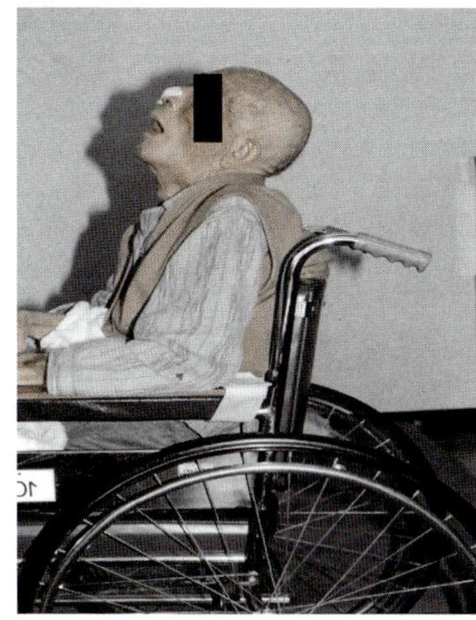

図 2-25 筋緊張亢進例

留意点：①関節可動域測定の原則は他動（検査者が動かす）ですが，高齢者であり，**頚部の測定はさまざまなリスク（骨折，筋断裂など）があるため，自動（自分で動かす）による測定がよい**でしょう．

②**高齢者の頚部の筋力測定は，図 2-18 〜 21 のようにはできません．まず抗重力肢位を維持できるか否かについて判定**してください．頚部筋力の段階 3 は，座位で頚部を真っ直ぐ保持できればかまいません（頚部が前に倒れれば，頚部屈曲筋が段階 3 以下と判定します）．さらに段階 4・5 は段階 3 の状態を保持してもらい，額（頚部屈筋）と後頭部（頚部伸筋）に対して徒手による力を加えます（額に対して頚部を伸展する方向に中等度の徒手による力を加えても，頚部を真っ直ぐに保持できれば段階 4 あると判定します）．

【参考文献】
1）太田有美：摂食・嚥下障害に対する評価法，作業療法士の役割―食事姿勢―．摂食・嚥下障害への作業療法アプローチ（東嶋美佐子編），医歯薬出版，2010，pp50-68，113-121．
2）Higashijima M, Shiozu H, Inokuti S：The Influence of Changed Life Environment on Swallowing and Respiration in Healthy Elderly：A Comparison of Disaster Victim and Non-Victim Elderly Individuals. Journal of Community Medicine & Health Education. 7（1）：1000498, 2017.
3）Misako Higashijima, Hiroyasu Shiozu：Using Party Horns to Test Respiratory Function in with Dementia. American Journal of Alzheimer's Disease & Other Dementias. 30（3）：326-329, 2015.
4）Misako Higashijima, Jun Murata, Tomotaka Ueda, et al：Clinical Advantages of Eating Positions of the

Mid‐Neck on Swallowing Function. J. Phys. Ther. Sci. 24（9），2012.
5）Misako Higashijima, Chiharu Kurozumi, Yuko Nakao：Two‐Dimensional Kinetic Analyses of Swallowing Using Videofluorographic Images of Dysphagia Patients. J. Phys. Ther. Sci. 24（5），2012.
6）Helen J, Dale Avers, Marybeth Brown：新・徒手筋力検査法（津山直一，中村耕三　訳），協同医書出版社，22‐42，2016，pp282‐334.
7）青木主税，根本悟子，大熊敦子：ROMナビ．グランドフィト，2013，pp100‐109.
8）枝広あや子ほか：多職種経口摂取支援チームマニュアル―経口維持加算に係る要介護高齢者の経口摂取支援に向けて―．厚生労働科学研究費補助金「要介護高齢者の経口摂取支援のための歯科と栄養の連携を推進するための研究」研究班編，2016.
9）日本整形外科学会，日本リハビリテーション医学会：関節可動域表示ならびに測定法．リハ医学32（4）：214，1995.

第3章

安全に食べることにつながる気配りポイントについて学ぼう！

　食べることが安全に継続されるためには，本章で述べることについて日常的に気配りや対応がなされているかどうかを知りましょう！　なされていなければ今日から始めましょう！

1　食べることはたいへんな活動

　人であればかならず基本的に行う1日の日常生活活動として，食事，トイレ，整容，入浴，更衣，コミュニケーション，起居，移動の8活動があります．8活動のなかでも食事には次の特徴があります．

①第1章で述べたように食事の目的は個人で異なります．

②**食事は基本的に1日3回で，1年間では1,000回を超えて行われる活動**です．

- ・1日の嚥下回数はおおよそ600回です．
- ・食事中は15〜20秒に1回の嚥下をしています．
- ・平常は2〜3分に1回の嚥下をしています．
- ・1日に1.0〜1.5 l の唾液を嚥下しています（35頁「ことば！」【唾液】参照）．
- ・1日に必要な水分量は1.3 l です．
- ・1日に必要な最低エネルギー量は1,500 kcalです．
- ・日中と比べて就寝中の嚥下回数は極端に少なく50回程度といわれています．

③**食事は誤嚥性肺炎や死というリスクとの背中合わせの活動**です．

2　生活リズムの形成

　太陽が昇り周囲が明るくなると，就寝中の脳内が少しずつ活性化されて覚醒が図られます．さらに太陽が沈み周囲が暗くなるにつれて脳内が少しずつ沈静化されて睡眠に導かれます．**図3-1**のような点に留意して生活リズムを作っていきましょう．

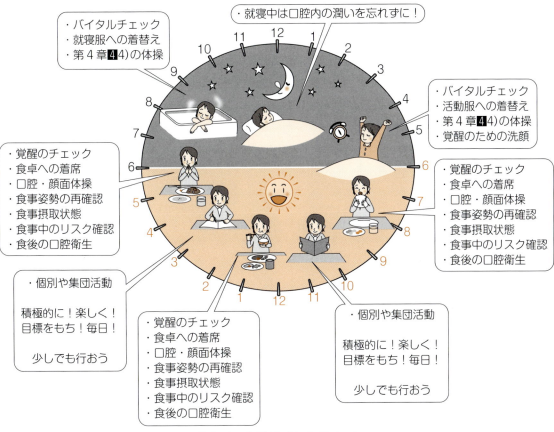

図3-1 生活リズムのポイント

3 就寝中

3-1) 寝ている体位は大丈夫？

なぜ体位が悪いとよくないの？

図3-2のように水平になって長い期間寝ていると次のことが生じます．

①重力に抗した体位（正中位での自力座位や頭頸部の保持）が，筋力低下のためにできなくなります．

②全身の**関節拘縮**（筋肉や靱帯などの短縮）や**関節強直**（骨同士の接着）がおこります．

③重力で肺が圧迫されて**沈下性肺炎**（血液や分泌物が肺の後ろ下部で停滞することによって炎症をおこし，細菌の繁殖によっておこる肺炎）にかかりやすくなります．

④ベッドと接する背中面が，刺激に対して敏感になります．

⑤消化管内の消化物が停滞して**逆流性食道炎**（胃酸が食道や咽頭に逆流する）や，便秘などがおこります．

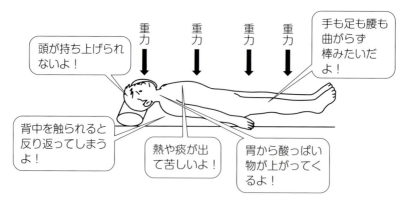

図3-2 仰臥位継続による問題

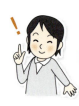

どうしたらいいの？

①就寝中は，図3-3aの①（頸部）と⑧（体幹）に10〜20°の屈曲角度をつけます．角度をつけることによって，重力を受ける部位の割合が減って，前頁「なぜ体位が悪いとよくないの？」で述べた問題の軽減につながります．

②就寝中の**体位変換**（右側臥位，仰臥位，左側臥位）においても，①と②の角度は変更しないでください．

③図3-3aの①と⑧以外の部位についても**良肢位**（関節が動かなくなっても日常生活活動において支障が少ない肢位）を意識した**ポジショニング**を取るようにします．

・②の肩関節は60〜80°外側に広げます．
・③の肘関節は90°曲げます．
・④の手関節は10〜20°上向きにします．さらに5本の手指でテニスボールを握ったような肢位にします．
・⑤の股関節は15〜30°曲げて，さらに10°外側に広げます．
・⑥の膝関節は10〜20°曲げます．
・⑦の足関節は5〜10°下向きにします．

④良肢位の実際について**図3-3b**に示しています．

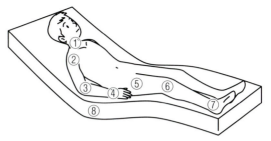

a 良肢位の関節角度

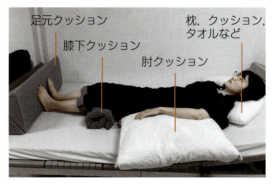

b 良肢位の実際

図 3-3　良肢位

3-2）口腔内の潤いは大丈夫？

なぜ口腔内の潤いがないとよくないの？

①とくに夜間の**唾液**の飲み込みがおこりにくくなります．

> **ことば！**　【唾液】
>
> 　1日の唾液量は 1〜1.5*l* といわれ，**加齢とともに減少**していきます．さらに**日中よりも就寝中のほうが唾液量は少なく**なります．日中でも物を食べているときや会話をしているときのほうが唾液量は増えます．

②食べているときや会話をしているときに咳き込みがおこりやすくなります．
③舌苔や口臭などの原因になり口腔内の衛生が保てなくなります．
④夜間は口呼吸になることが多いことから，空気中を漂う細菌やウイルスを吸い込んでしまい，風邪などの感染症に罹患しやすくなります．

どうしたらいいの？

就寝中

①氷片入り冷水を霧状に吹きかけられるボトルを枕元に準備しておきます．

②霧状に吹きかける操作が自分でできる人は，夜間トイレに立ったときや口腔乾燥で目が覚めたときに，霧状に吹きかけられるボトルを使って，口腔内（とくに軟口蓋や奥舌）が潤うように吹きかけます．口腔内に大量の水滴として溜まらないように気をつけます．

③<u>霧状に吹きかける操作ができない人</u>には，**体位変換**や見守りのためにベッドサイドを訪れた人が，枕元に準備された霧状に吹きかけられるボトルを使って口腔内（とくに軟口蓋や奥舌）が潤うように吹きかけます（図3-4）．

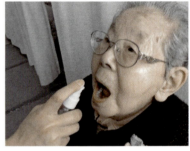

図3-4　口腔内の潤し方

> **確認！【霧状に吹きかける操作ができない人への注意】**
> ・口腔内に少量でも水滴として溜まらないように気をつけます．
> ・飲み込みが確実におこったことを確認します．
> ・非経口摂取者でも，自然に開口し続けている人（29頁図2-25）には注意して行いますが，**反対に，口唇を閉じていて触るとさらに強く閉じる人には行いません．**

日中

①経口摂取者は，自分の咀嚼力以上の力を必要とする食物を回数多く噛んで食べましょう．

②経口摂取者は，少量の水分を回数多く摂りましょう．

③非経口摂取者には，栄養注入後に，1日の合計水分量が1ℓになるように水分を補給しましょう．夏場は脱水状態にならないように，**水分補給と環境設定（冷房の活用，直射日光遮断対策，ベッドの窓際配置の回避）**に留意しましょう．

④非経口摂取者には，就寝中や日中に関係なく，気づいた人が口腔内へ霧状に吹きかけましょう．

3-3）寝返りが自力でできない人への対応は大丈夫？

なぜ寝返りができないとよくないの？

　寝返りは身体複合運動（多くの関節や筋肉を使う）の基礎になります．その寝返りができないと次のような問題があります．

①**寝たきりになりやすくなります．**
②褥瘡（床ずれ）ができやすくなります．
③脈や血圧の変動が生じやすくなります．
④起き上がり，座位保持，立位保持，歩行の可能性が非常に低くなります．
⑤**日常生活全般に最大介助が必要**になります．

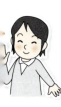

どうしたらいいの？

　図3-5に示す体操を朝晩の2回行います．**身体機能の維持・予防（関節可動域，筋力，筋緊張調整，呼吸，血流など）の観点から，目覚め後と就寝前の体操として習慣化**するとよいでしょう．基本的な回数を述べていますが，体調によって増減しましょう．

①仰臥位にて，両膝の交互屈伸と両足同時抱きかかえの運動を，5回を1セットとして2セット行います．

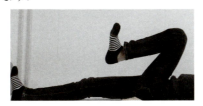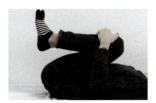

②仰臥位にて，立てた状態の両膝がベッドに付くように左右交互に倒すとともに，頸は倒した側とは反対に向ける運動を，左右を1セットとして5回行います．

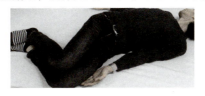

③仰臥位にて，両膝を立てた状態で殿部を持ち上げる運動を，5回を1セットとして2セット行います．

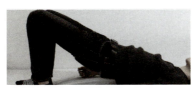

④仰臥位にて，両膝を立てた状態で，②の運動と，両上肢の反動を利用して側臥位になる運動を，左右を1セットとして5回行います．

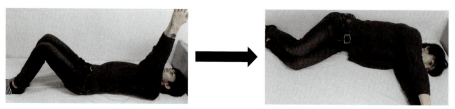

図3-5　寝返りをしやすくする体操

4　起床時

4-1）寝起きの覚醒は大丈夫？

なぜ覚醒レベルが悪いとよくないの？

①寝起きの覚醒の悪さは1日の生活リズムの乱れにつながります．
②**昼夜逆転**（昼間は寝て夜は活動する）現象は，対象者自身の体力低下や関係者の心身の負担になります．
③昼夜逆転現象に対する眠剤（睡眠に導くための薬）投与は，昼夜逆転現象を長期化させることがあります．

どうしたらいいの？

①夜間と起床時の環境的配慮（夜間はきわめて暗い環境，起床時はきわめて明るい環境）をしましょう．
②目覚めたら，手元に用意している冷水を100mlほど飲んで覚醒し，胃腸を活性化させましょう．
③目覚めたら，**夜間用から日中用の衣服に着替えましょう．**
④目覚めたら，**図3-5**の体操を，ベッド上で行いましょう．
⑤眠剤の服用や服薬時間については主治医と相談しましょう．
⑥夜間の徘徊（無目的に歩いたり這ったりする活動）や奇声（その場にそぐわない甲高い声）は，他人の迷惑にならない範囲であって，なおかつ，リスク回避が可能であれば，摂食嚥下の身体機能と声帯機能の観点から積極的に行わせましょう．

4-2) バイタルサインは大丈夫？

ことば！ 【バイタルサイン】

　バイタルとは生きている指標のことです．体温，血圧，呼吸，脈拍をバイタルサインといいます．4つのバイタルには正常値があり，正常値よりも高くても低くても注意を払いましょう．さらに4つのバイタルには個人差（年齢，活動時か安静時か，暖かいか寒いかの環境，リラックスしているか緊張しているか，立位か臥位かなど）があることも知っておきましょう．

①**体温**とは，体の温度のことです．体温計で計ります．
　体温の正常値は35.5〜37.5°で，39°以上を高熱といい35°以下を低体温といいます．

②**血圧**とは，血液が血管の壁を押す力のことです．血圧計で計ります．
　血圧の正常値は140/90mmHgで，正常値より高い値を高血圧といいます．

③**呼吸**とは，酸素を吸って二酸化炭素を吐く運動のことです．呼吸は上位肋骨のいずれか1本を決めて，その表面に示指と中指をそえて，1分間におこった助骨の上下・前後運動を触知して計ります．
　呼吸数の正常値は1分間に10〜20回で，20回以上を頻呼吸といい，10回以下を徐呼吸といいます．

④**脈拍**とは，心臓から血液を送り出す勢いのことで一般的に脈拍数といいます．脈拍は体表を走る橈骨動脈（手掌の親指側で手関節の近位直下）を触知して計ります．脈拍数の正常値は60以上から100未満で，60以下を徐脈といい100以上を頻脈といいます．回数と同時に規則正しいリズムであるかということも重要なことです（リズムが不規則な脈を不整脈といいます）．

なぜバイタルサインがよくないといけないの？

①命の危険性に直結します．
②本書で述べたすべての対応の可否にかかわります．
③高い体温が続くことは誤嚥性肺炎が疑われます．
④**頻呼吸（呼吸回数が多い）では飲み込みのタイミングがとりにくく誤嚥の可能性が高く**なります（**図3-6**）

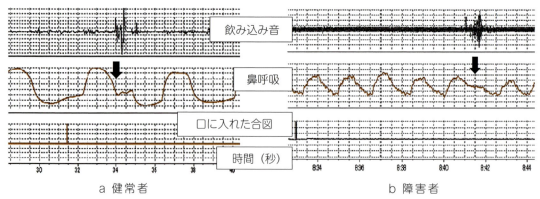

図 3-6　健常者と障害者の飲み込みと鼻呼吸の波形比較

　健常者も障害者も，飲み込み音の波形が出たときに鼻呼吸が一時的に停止した様子（嚥下性無呼吸）が波形（↓で示す）にも現れています．3頁「ことば！」【神経，感覚，運動（筋肉）】で説明しているように誤嚥なく食物が食道に送られています．

　健常者は10秒間に約2回の呼吸をしているので1分間では12回になります．障害者は10秒間に約6回の呼吸をしているので1分間では36回になります．前頁「ことば！」【バイタルサイン】③の呼吸数に照らし合わせると，健常者は正常で障害者は頻呼吸の状態です．吸息と呼息の比は，健常者は1：2で休息期も認められます〔3頁「ことば！」【神経，感覚，運動（筋肉）】〕が，障害者は1：1で休息期も認められない頻呼吸型を示しています．

どうしたらいいの？

①前項の①〜③に対しては主治医の指示に従いましょう．
②頻呼吸のパターンを分析して呼吸リハビリテーションを行いましょう（詳細は専門書を参照してください）．
③**図 3-7**に示す装置を使って，頻呼吸の出現（食事姿勢の違い，食物形態の違い，自力か介助かなど）条件を分析して，飲み込みと呼吸のタイミングが良好な条件下で行えるように食事全体を見直してみましょう．

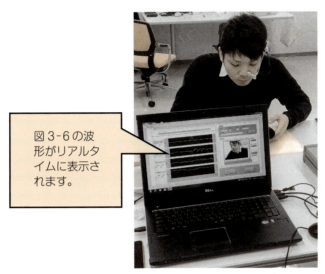

図3-6の波形がリアルタイムに表示されます。

図3-7 摂食機能評価システム（特許5429667）
〔問い合わせ先：サイエンスリサーチ㈱〕

5　食事への諸条件

5-1）覚醒は大丈夫？

なぜ覚醒が悪いとよくないの？

①**中枢神経**（4頁図1-2参照）**からの指令が，食べる機能にかかわる器官や組織に届かないために，器官や組織が休眠状態にあり，誤嚥や誤嚥性肺炎が発生**しやすくなります．
②対象者が潜在的にもっている能力を発揮することができません．
③日常生活での介助の増加や介助による限界が生じます（①の理由より経管栄養に変更されるなど）．

どうしたらいいの？

①後頭部や両頚部に対して**アイスマッサージ**を行いましょう（**図3-8**）．

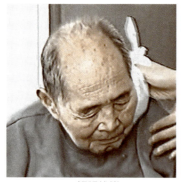
a 傾眠状態

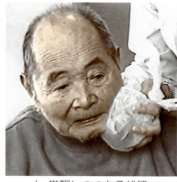
b 覚醒しつつある状態

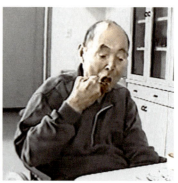
c 覚醒後，食事摂取中

図3-8　アイスマッサージ

ポイント！【頚部のアイスマッサージ[4]）をしてみましょう】

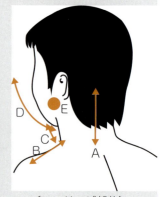

- アイスマッサージの部位を**図3-9**に示しました．基本的にはA～Eまで全体にわたって行いましょう．
- アイスマッサージに使うアイス袋は，二重にしたナイロン袋に，大き目の角氷を10個程度入れたあとに約10ccの水を入れて自作します．
- 担当者は厚手のゴム手袋をはめた手でアイス袋を握ります．
- **図3-9**の部位に対して↔の方向に**アイス袋を常に動かすとともに，大きな声で対象者の名前を耳元で呼びかけ**ましょう．
- **図3-8b**のような状態になってもアイスマッサージを中止することなく，平常の完全覚醒の状態になるまで続けましょう．
- 食事前に15分程度実施して，平常の覚醒状態にならない場合，食事は中止して完全覚醒後に摂取させましょう．

〔マッサージ部位〕
A：頭部後面
B：頚部側面
C：頚部前面
D：顔面上・中・下部
E：顎関節周囲

図3-9　アイスマッサージ部位[4]

〈アイスマッサージ実施上の留意点〉
- 市販の保冷剤やアイスノンなどのように**皮膚にじかに接着させるタイプのアイス剤は避けましょう**．凍傷の原因になります．
- 循環器疾患や感覚障害がある人には行ってはいけません．血圧や脈の増加ならびに凍傷

の原因になります．
- 自発的な訴えが困難な人に対しては，表情観察やバイタルチェックをしっかりと行いましょう．無理に続けると，凍傷や激痛の原因になります．

②不快な**皮膚刺激**を与えてみましょう．
- 図3-10の部位（頭部後面）に対して，ブラシや吸盤などを使って皮膚を刺激してみましょう．
- ブラシや吸盤などの刺激は，皮膚に対して不快な触刺激，圧刺激，痛刺激を与えます．
- **ブラシや吸盤などを使って皮膚を叩く（タッピング）刺激を与え**ましょう．
- 刺激時間は1分程度から始めましょう．
- 刺激を与えているあいだは，耳元で対象者の名前や刺激の内容について呼びかけ，大きな音声刺激を与え続けましょう．

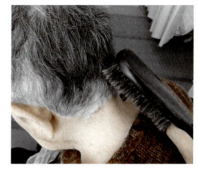

図3-10　皮膚刺激

〈皮膚刺激実施上の留意点〉
- 鋭利な物での刺激は避けましょう．傷の原因になります．
- **皮膚をさする（ブラッシング）刺激は避けましょう**．傷の原因になります．
- 刺激時間の延長は慎重にしましょう．高齢者ほど皮膚が弱いので傷や皮下出血の原因になります．

③対象者の嗜好品のなかでも刺激の強い**匂い**を嗅いでもらいましょう（**図3-11**）．
- **嗜好品のなかでも強い匂いの物を選択して準備を**しましょう．
- 匂いのする物を鼻に近づけて匂いを嗅がせるための方法について検討しましょう（例：柑橘類は二等分して直接鼻に近づけます）．
- 鼻から遠ざけたり近づけたりして反応を待ちましょう．
- 匂い刺激を与えているあいだは，耳元で対象者の名前や匂いのする物の内容について呼びかけ，大きな音声刺激を与えましょう．

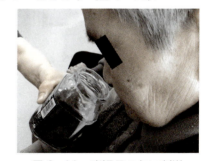

図3-11　嗜好品の匂い刺激

- 刺激時間は，上記の不快な皮膚刺激よりも長時間行いましょう．

〈嗜好品の匂い刺激実施上の留意点〉
- 他者に対して悪影響の嗜好品もあるため，使用後の管理には注意を払いましょう．
- 匂いの拡散防止と鼻への集中化を図るため，実施場所や実施方法に留意しましょう．

5-2）食卓で待つ時間は大丈夫？

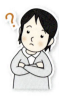

なぜ待つ時間が長いとよくないの？

①自力摂取者よりも介助摂取者のほうが体力的に劣っているので早期に身体疲労がおこります．
②食事姿勢のセッティングが必要な人は，待つあいだに姿勢が崩れてきて，セッティングを何回もやり直さなければなりません．
③対象者によっては待ち時間の長さがリスク（手拭きを異食することによる窒息など）につながることがあります．

どうしたらいいの？

①**待つことに問題がある人のリストを作り**ましょう．
②上記①の人に対しては，時間の許すかぎり，ベッドやリクライニング車いすで安楽姿勢を取らせましょう．
③上記②の人に対しては，食事開始寸前に食事姿勢の再セッティングを行いましょう．
④上記③の人に対しては，同じ食卓に集めて見守り（専任担当）者を配置するとともに，スタッフ全員で見守りましょう．

5-3）口の受け入れ準備は大丈夫？

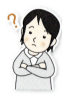

なぜ準備ができていないとよくないの？

①口腔が乾燥していると，とくに食事開始時には噛んで食物をまとめることが難しく，誤嚥の引き金になります．
②頸部や口腔内外が筋緊張していると，摂食嚥下の準備期以降の活動に支障をきたします（6頁「確認！」【摂食嚥下過程】参照）．
③入れ歯がきちんと装着されていないと噛むことが難しくなります．

どうしたらいいの？

①食事直前に，お茶，トロミ付お茶，お茶ゼリーなどを少量飲んでもらいましょう．
②食事前に，自主的にリラクセーション体操や頬・舌体操（84〜85頁図4-10〜12参照）を行いましょう．
③**入れ歯**を正しく装着して配膳を待ちましょう（18頁「ポイント！」【噛む】参照）．

> **確認！　【入れ歯への対応】**
> 入れ歯の不具合，**食事中の装着の適否，食事中以外の装着の適否については，歯科医師や歯科衛生士に相談**しましょう．

5-4) 食事姿勢は大丈夫？

基本的な食事姿勢は？

①**前かがみの姿勢で，体に対し頚部が軽く屈曲している**と食べやすくなります．
　体と食卓のあいだにこぶしが1つ入るくらいあいだを空けると，体の動きを邪魔せずよいでしょう．また食卓の高さが肘の高さだと前かがみになりやすく，食膳もよく見えます．

> **確認！　【前かがみの姿勢】**
> 前へかがみ頚部を軽く屈曲することで，前方部分の口腔と咽頭の距離が短くなり食物の気道への侵入を防ぎます．

②**体が安定しており，手を自由に使えること**が必要です．
　椅子の背もたれや高さが重要で，股・膝関節が90〜100°程度屈曲し，かかとが床にきちんと着いてふんばれると体が安定します．

なぜ食事姿勢が悪いとよくないの？

呼吸・姿勢・摂食嚥下に使う筋肉は，お互いに助け合い重なり合って筋活動をしています．そのため**姿勢が崩れると，呼吸や摂食嚥下に大きな影響を及ぼします．**

①横に傾いたり，車いすのサイズが大きく体が不安定であったりすると，座ることに筋力が使われ，注意力も散漫になります．その結果，手を自由に使えなくなり，くつろいで食べることや，楽に呼吸をすることができません（図3-12，13）．

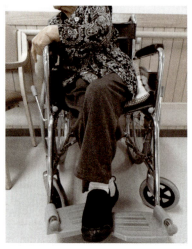

右**大腿骨頸部骨折**後，手術をせず保存療法で対応した結果，徐々に右足が変形し，体が右に傾いています．

図3-12 右足の**変形**による横への傾き例

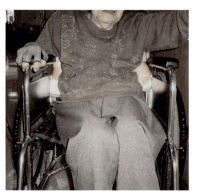

体が小さく車いすの中で不安定だったため肘あてをつかんで離せず，くつろいで食事ができない状態です．

図3-13 車いすサイズの不適合の例

> **ことば！** 【大腿骨頸部骨折】
>
> 転倒したときに足をひねったり，足の付け根を外から打ったりすると，衝撃で大腿骨頸部（骨盤と大腿骨の境）が骨折することがあります．手術をして早期からリハビリを開始しますが，なかには痛みや変形が残り寝たきりの原因となることがあります．

②殿部（お尻）が前へずれて背中が後ろへもたれると，前かがみの姿勢がとりづらくなります（図3-14, 15）．

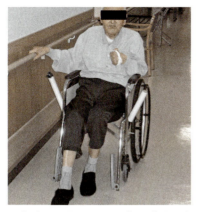

円背（51頁「ことば！」【円背】参照）のうえに，股関節が曲がりにくいことで殿部が前へずれ，圧迫により痛みが生じたため自分でもさらに前へずらしています．

図3-14 殿部が**前へずれた姿勢**になった例

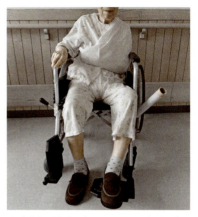

麻痺側の筋肉がゆるみ，左半身が後ろへもたれた結果，前へかがめず机に手が届きにくくなっています．

図3-15 左片麻痺で**麻痺側**が全体に後ろへ引かれた例

③頚部が過剰に屈曲していると，喉の動きを阻害して飲み込みにくくなります（図3-16, 17）．

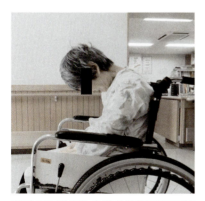

認知症の進行や全身の筋緊張低下によって脱力し，背中が丸まって頭が上がらないため下を向いたままとなり，自分で食べられなくなっています．飲み込みも難しい状態です．

図3-16 全身の**筋緊張低下**により脱力している例

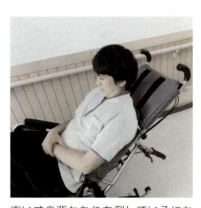

車いすの背もたれを倒しているにもかかわらず枕をしていないため，腹筋や頚筋に過剰に力が入っています．

図3-17 **枕**の不使用によって頚筋が過剰に働いている例

どうしたらいいの？

椅子での食事姿勢は 16 頁「確認！」【食事姿勢の乱れ】で紹介しましたので，ここでは**車いす座位**について説明します．体格や病気による姿勢の崩れ，筋肉・関節のこわばりや変形は，古くなって不具合が出ている車いすや，体格に合わないサイズの車いすに乗ることで増悪されます．**入所日から**以下のことに注意をして，快適な車いすで過ごしていただけるよう対応しましょう．

①使用する車いすの状態をチェックしましょう（**図3-18**）．

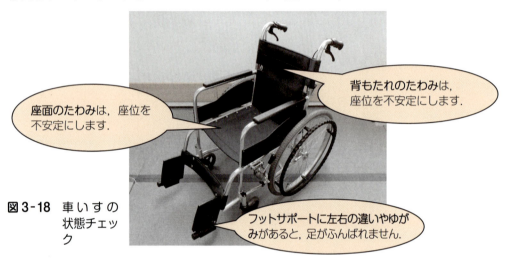

図3-18 車いすの状態チェック

- 座面のたわみは，座位を不安定にします．
- 背もたれのたわみは，座位を不安定にします．
- フットサポートに左右の違いやゆがみがあると，足がふんばれません．

②基本的な車いすの適合条件を知りましょう（**図3-19**）．

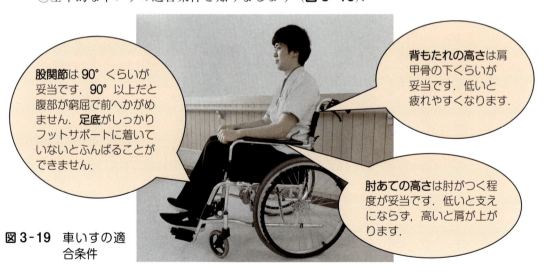

図3-19 車いすの適合条件

- 股関節は90°くらいが妥当です．90°以上だと腹部が窮屈で前へかがめません．足底がしっかりフットサポートに着いていないとふんばることができません．
- 背もたれの高さは肩甲骨の下くらいが妥当です．低いと疲れやすくなります．
- 肘あての高さは肘がつく程度が妥当です．低いと支えにならず，高いと肩が上がります．

そのうえで次のことに注意しましょう．
- 食べることに集中できるように，**苦痛がない**ことが重要です．
- **手が自由に使える**ように，体が安定して左右に傾いていないことが必要です．

・食物に手を伸ばすことができ，なおかつむせを防ぐために少し前かがみになっている姿勢が妥当です．
・むせたときに腹筋が働いて強い咳ができるように，さらに前かがみになれることが必要です．

③車いすに対して具体的に工夫をし，体に合うようにしましょう．

　福祉用具の使用だけでなく，100円ショップの商品や不用品などを工夫して対応できることは多くあります（図 3-20 〜 25）．

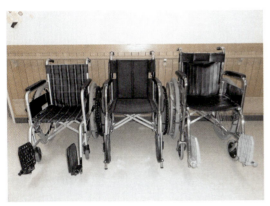

身長や体格はさまざまであるため，車いすのサイズも各種揃えておくと合わせやすくなります．

図 3-20　多様なサイズの車いすの準備

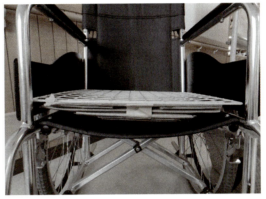

段ボールを積み重ねた上に 100 円ショップで購入した金網を載せて平らにします．
写真にはありませんが，本来はその上に座布団を載せると殿部が痛くありません．

図 3-21　座面のたわみに対する工夫

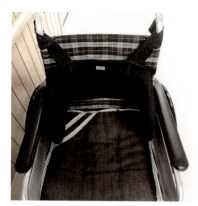

横幅が体に比べ大きい場合は，胴回りに合わせて専用の福祉用具を装着します（46頁図3-13への対応）．〔FC-フィット（背）．発売元：アイ・ソネックス（株）〕．

図3-22　車いすサイズの補正①

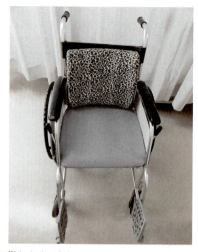

奥行や背もたれが体に比べ大きい場合は，背中や座面に座布団やクッションを置いて大きさを調整します．

図3-23　車いすサイズの補正②

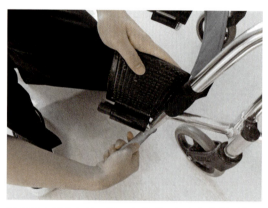

足の長さに合わせ，フットサポートの高さを調整します．楽な姿勢を保ったり，しっかりとふんばったりするためにもたいへん重要です．

図3-24　フットサポートの高さ調整

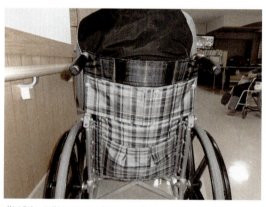

背が高く背もたれが低い場合は，車いすのフットレストのベルトを付けて高さを足すと，安定した姿勢がとれます．

図3-25　背もたれの高さ調整

④病気や怪我による変形に合わせましょう（**図 3-26〜31**）.

　本項では，高齢者に多い病気や怪我として，転倒による背骨の骨折（背中が曲がって円背(えんぱい)という状態になります）や大腿骨頸部骨折，脳卒中，認知症の進行例について説明します．

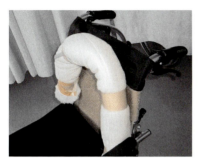

不要な毛布類を筒状にして取り付け，背中が収まるようすると，背中の凸部にかかる圧が軽減できます．面で支えるため体が安定します．

図 3-26　円背の場合

> **ことば！**　【円背】
>
> 　高齢者に多い背中の変形で，尻もちをつくことや重いものを持つことによって背骨が骨折し，腰骨がつぶれて曲がった姿勢となります．曲がった凸部は，車いすの背もたれや布団に強く押し付けられると傷や床ずれを作りやすくなります．
>
>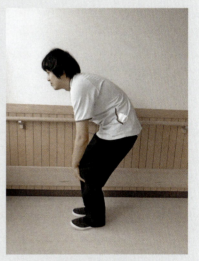
>
> **図 3-27　円背**

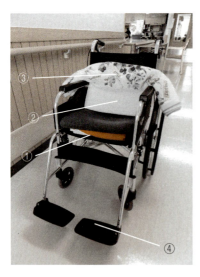

①座面前方を少し高くします．
②骨盤の傾きを支えるよう背もたれ下部に三角マットを置きます．
③背中の凸部より下をタオルなどで支えることで，頚部や上半身を起こせるようにします．
④フットプレートの高さを調整します．
これらを対象者に合わせて組み合わせます．

図 3-28 円背や**前へずれた姿勢**の場合（47 頁図 3-14 への対応）

> **確認！【前へずれた姿勢】**
>
> 前へずれる原因としては次のことなどがあげられます．原因を探り対応しましょう．
> ①殿部に痛みがある
> ②車いすの奥行が広すぎる
> ③車いすの背もたれが低い
> ④膝関節が 90°以上に曲がっているため車いすのフットプレートに足底が載らない
> ⑤股関節がしっかり曲がらず，車いすの座面上でお尻を後ろへ引けない

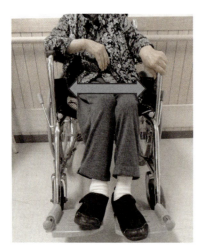

骨折した右足が変形し右へ傾いてしまうため，右の殿部の下へバスタオルを敷いて補高をし腰の位置を揃えています．

図 3-29 大腿骨頚部骨折後で骨折側の足の**変形**がおきた場合（46 頁図 3-12 への対応）

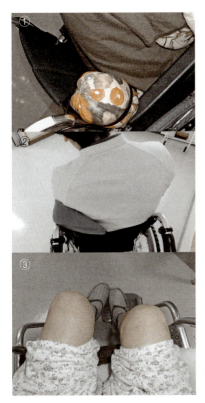

筒状にした毛布（①）や三角マット（②）などを麻痺側へ当てると体がまっすぐになります．また日ごろから，殿部を麻痺側があらかじめ前になるようにしておくと，ゆがみが軽減されます．上から見て麻痺側の膝が非麻痺側より前になります（③．左が麻痺側）．

図 3-30 脳卒中による片麻痺で**麻痺側**が後ろへ引かれる場合（47頁図3-15への対応）

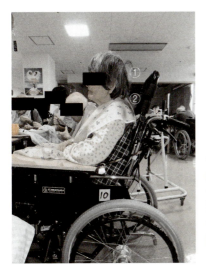

普通型車いすで殿部を後ろへ引いて骨盤をおこすように深く座らせると，上半身はさらに前へかがむことになります．リクライニング型車いす（背もたれが倒れます）（次頁「ポイント！」参照）に変えて，頭①と上半身②がまっすぐになるよう，背もたれの角度を調整します．

図 3-31 **筋緊張低下**で頭が上がらない場合（47頁図3-16への対応）

確認！【座位姿勢の安定を図る】

- 病気や怪我，側彎（背中の変形），座面のたわみなどだけではなく，車いすに座った時点でわずかにでも殿部がずれていると，自分では直せず食事を待っているときや食事中に姿勢が崩れてくる人がいます．**殿部をまっすぐに直すことなく，体や背中にクッションなどを詰めても解決しません．** まずは殿部全体がまっすぐになっているか確認してください．
- 本項に記した工夫をしていても，熱心に作業をしたり，車いすをこいだりすることで姿勢が崩れてくる人もいます．**いずれの場合も，食事前にもう一度，全員の座位姿勢の安定を確認し，修正しましょう．**

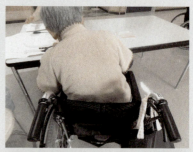
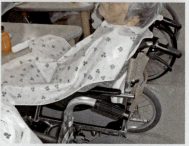

図 3-32　座位姿勢の安定を図る

ベッド上やリクライニング車いす（背もたれが倒れる車いす）で食べる場合の食事姿勢について知りましょう

ポイント！【リクライニング車いす】

座面と背もたれが一緒に後ろへ倒れるタイプと，背もたれのみ倒れるタイプがあります．前者は背もたれを倒しても股関節が 90°に保たれリラックスできます（**図 3-33**）．

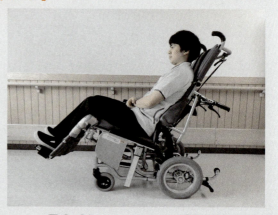

図 3-33　リクライニング車いす

①ベッド上やリクライニング車いすでの食事が適しているのは次のような人です．
・体調が悪い人
・普通の座位だと血圧が下がる人
・体が硬くなったり，股関節が固まって90°に曲げられず座れない人
・痛みがあったり，体力がなくなって疲れたり，つらくなったりするため長く座れない人
・自分で上体や頸部を支えられない人
・食べる場面でも，むせたり，なかなか口腔内の食物を飲み込めなかったりする人
②むせが多い人や食物をなかなか飲み込めない人に適している理由
・食物が咽頭後壁を伝い，ゆっくりと通過し誤嚥を防ぐため．
・口腔も後方へ傾き，食物が重力によって喉へ送り込まれやすくなるため．
・気道が食道の上に位置するため，食物が気道へ入りにくくなるため．
③ベッド上やリクライニング車いすの背もたれの角度を決定するときの注意点
・90°では安全に食事を摂ることが難しい人が多いため，むせや飲み込みの状態を見つつ**徐々に下げていく**のがよいでしょう．
・背もたれをおこした状態で，**枕の高さを調整**してください．**円背**がある人は頭が浮きやすくなっています．必ず頸部が軽く屈曲した状態になるようにしましょう．
・背もたれを倒すと，水分は90°座位よりも早く口腔を通過するため，45°以下では誤嚥しやすくなります．**30°以下にはならないように**してください．リクライニング車いすの角度は，介助者が思っている以上に実際には倒れていることが多いため，慎重に下げるようにしましょう（**図3-34**）．

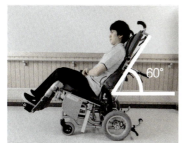 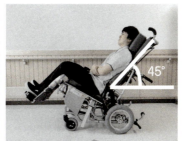 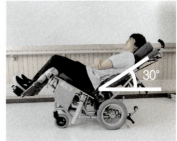

図3-34　リクライニング車いすの背もたれの角度

④**ベッド上座位**の背もたれの角度は，さらに股関節・膝関節の可動角度に合わせる必要があります．
　リクライニング車いす座位とは違って，ベッド上座位では膝を伸ばした姿勢となるため，無理に背もたれをおこすと膝裏の筋肉がつっぱり，膝や腰にも痛みが発生する危険があります．
・膝関節をできるだけ伸ばして背もたれをおこす場合は確認作業が必要となります（**図3-35**）．

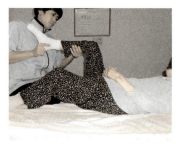 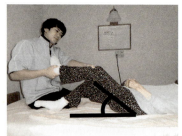 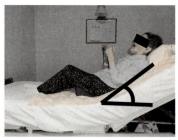

a まず股関節がどれくらい曲がるかを確認します．
b 次に膝を伸ばした状態で，腰が浮かない範囲で股関節が上げられる角度を確認します．
c bの角度が，膝関節をできるだけ伸ばした状態での安全な背もたれの角度となります．

図 3-35　膝関節を伸ばした状態でベッドの背もたれを上げる場合の確認作業

・膝関節をしっかり曲げて背もたれをおこす場合は，腰がおきるところまでで調整します．

　膝をしっかり曲げて，低めにおこしたベッドの背もたれよりさらに手でゆっくり上半身を起こすと，**図 3-36** で示すところまでおきてこられました．腰がおきるところまでとし，無理におこさないようにしましょう．写真のようにベッドの背もたれと背中のあいだに枕を入れて支えることによって，上半身が楽に伸びます．しっかりおきられるため，自分で食べることができる人に適しています．

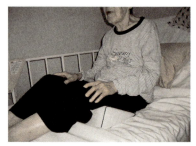

図 3-36　膝をしっかり曲げて背もたれをおこす場合

・簡単に股関節部を合わせて上手に背もたれをおこすコツ（**図 3-37**）

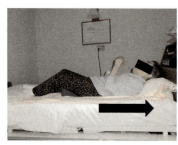 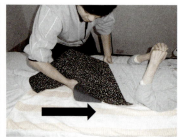 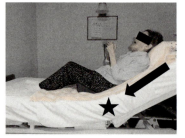

a あらかじめ，おむつ交換や移乗時に職員2人で全身をヘッドボード近くまで寄せておきます．
b 食前に三角マットをお尻に向けて差し込みます．**膝下ではなくお尻に差し込むことで安定します．**
c 背もたれを図 3-35 の角度まで上げるとよい位置に収まります．**背もたれの曲がる部分と股関節の位置**（図 3-38）を確認してください．

図 3-37　簡単に股関節部を合わせて上手に背もたれをおこす手順

> **ポイント！** 【ベッドの背もたれの曲がる部分と股関節の位置】

★印の**背もたれの曲がる部分に股関節の位置を合わせます**（図3-38）．膝の曲がる部分（↑印）が，身長によって膝関節に合わない場合，枕や三角マットで調整します．その際，膝下ではなくお尻に向けて差し込むようにすると，ベッドをおこしたときにお尻を支え安定します．

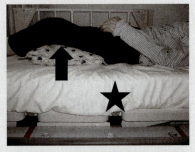

図3-38 背もたれの曲がる部分と股関節の位置

・ベッド上やリクライニング車いす上での良い姿勢と悪い姿勢

図3-39の×のように，股関節の位置を調整することなく無理に背もたれを上げると，腰は倒れたまま上半身が丸まってさまざまなリスクが高まります．横倒れしたり，背骨が折れたり，呼吸が浅くなって苦しくなったり，嘔吐や床ずれ，手足の筋肉のこわばり，痛みの出現などです．**良い姿勢は上半身が伸びています．**

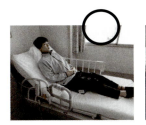 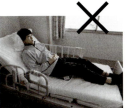 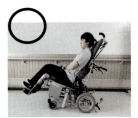 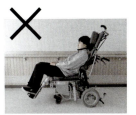

a ベッド上　　　　　　　　　　b リクライニング車いす座位

図3-39　良い姿勢と悪い姿勢の比較

> **ポイント！** 【姿勢調整】

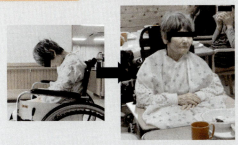 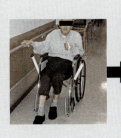 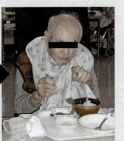

図3-40　47頁図3-16の女性の姿勢調整前後　　図3-41　47頁図3-14の男性の姿勢調整前後

このようにしっかりときれいに座ることができれば，自分で楽しんで食事ができるでしょう．介助もスムーズにできます．さらに最も重要なことは誤嚥性肺炎の予防につながることです．**食事姿勢を整えることは食事介助の基本**といえるでしょう．

5-5) むせや咳は大丈夫？

なぜむせや咳はよくないの？

　むせたり咳き込んだりするとつらいため，食事を楽しむことはできません．また，むせるということは，食物や残留物・唾液の気道への侵入があるということです（8頁図1-4）．しっかりと強い咳をすることができれば，気道に侵入しかけた食物等を排出できているかもしれませんが，食事中に何度もむせたり咳をしたりするようであれば，誤嚥性肺炎を発症する危険は高いと思われます．

どうしたらいいの？

①むせや咳の原因を探るためのチェックが必要です．
　むせの有無だけでなく，「いつ，どんな物を，どれくらいの量口に入れたら，どんな様子でむせるのか」などと具体的にみることが重要となります．

・いつむせていますか？

いつ	原因
食事前	唾液や痰，残留物などでむせることがあります．
食事中	疲れて飲み込む力が弱くなったり，注意が散漫になったりすると嚥下のタイミングがずれてむせることがあります（嚥下中の前・中・後に生じるむせの原因は19頁「ポイント！」【むせ】参照）．
食事後	ベッドへ戻ったあと，胃から食道へ逆流した食物がさらに咽頭にまで達して誤嚥することがあります．また，食事の際に咽頭に残留していたものや唾液が，気道に流れ落ちてむせることがあります．

・どんな物でむせますか？

物の種類	原因
物の形状，大きさ，一口量	食物と口腔や咽頭の機能が合っていない状態です．
酸性系	唾液量を増す食物はむせやすくなります．
水分系	固形物よりも水分のほうが飲んだときに送り込まれるスピードが速くむせやすくなります．

・どんな様子でむせていますか？

　むせと咳は似ていますが，むせは誤嚥したときにみられるもので時間的に長く続き，赤面，呼吸の乱れがみられます．それに対して，咳は短時間で赤面や呼吸の乱れもありません（19頁「ことば！」【咳】）．

②具体的に記録を書き残しましょう．

　記録するポイントは次のとおりです．
- いつ
- 食物の種類
- むせた回数
- 食事にかかった時間
- 食事中の様子（呼吸の乱れ，疲れた様子など）
- 介助者の対応

> **ポイント！**【記録例】
> 　昼食時の食べ始めに3回むせる．水分の少ない刻んだ魚で，強い咳や赤面，呼吸の乱れがしばらく続く．魚をお粥に混ぜるとむせは消失．25分で完食した．

③**誤嚥**を少なくする工夫をしましょう．

　その方法について以下に述べます．

ⅰ）**食物形態**を，口腔や咽頭，入れ歯の状態に合わせます．

　食物形態は，口腔内で噛んだあとの食塊のまとまり具合で決めます．噛んではいるもののなかなか飲み込めない場合や，食事後に口腔内に**食物残渣**（食べかす）が多くある場合には形態が合っていないということです．残しているおかずにも日ごろから注意しましょう．

> **ポイント！**【食物形態】
> 　食物形態を下げて食べやすいきざみ食やミキサー食などにすると栄養の吸収率や日常生活活動の低下，認知症の進行が懸念されるといわれていますのでむやみに下げる必要はありません．しかし，**判断が難しいときは躊躇せず下げてから様子をみて上げる**方向へと検討していきましょう．

ⅱ）ゼリーを提供する場合には形態や量に注意が必要です．

　咀嚼が不十分な場合や食塊形成が難しい場合にはゼリーの提供を検討します．ただし，**スプーンで小刻みに砕くことは，食塊のまとまりが難しくなっている人には逆効果**です．スプーンで**スライス型**にすくいそのまま口へ入れましょう（**図3-42**）．

> **ポイント！**【スライス型ゼリー】
> ゼリーを厚さ3～5mm程度に幅をもたせてすくい取って提供してください．
>
>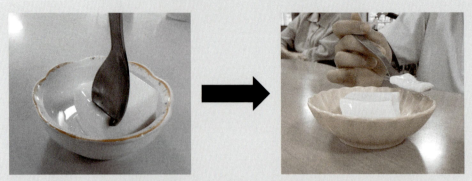
>
> 図3-42　ゼリーの食べやすいすくい方
>
> **スライス型ゼリー**の効用は次のとおりです．
> ・砕かないことで，食塊形成を補います．
> ・スライス型にすることで，咽頭を通過しやすくします．
> ・気道への侵入をふせぎやすくします．

ⅲ）水分でむせる場合は**増粘剤**を混ぜます．
　　誰がいつ作っても適切なトロミになるように工夫しましょう（**図3-43**）．

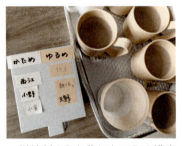 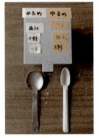 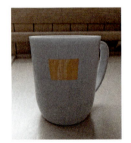

a 増粘剤の入れ物にトロミの濃度別（かため，うすめなど）に分けて名前を記しておきます．

b 各濃度別のスプーン（写真左は5g，右は2g）を入れておきます．

c コップにも水分量（写真は200cc）を記しておきます．

図3-43　統一したトロミを作る工夫

ポイント！【適切なトロミ】

- 多種類の増粘剤がありますので，吟味して使用してください．
- 増粘剤の容量を守りましょう．意外にサラサラに感じますが，増粘剤を入れすぎて硬くてべったりすると喉に張り付きます．
- 味噌汁やスープなどの汁物は，お茶と同じ量の増粘剤を使用しても硬さがお茶と異なることがあります．すくって確認してください．
- お粥は食べているあいだに唾液が混じり，酵素によって分解されてサラサラになってきます．固形物と水分の混じったものはさらにむせやすくなりますので，少し増粘剤を加えるとよいでしょう．この酵素の作用を抑える増粘剤もあります．
- 温度が低いとうまく溶けずに増粘剤がダマになることもあります（図3-44）．ダマになると違和感がありますし，おいしくありませんので手間を惜しまず作り直しましょう．窒息する危険もあります．

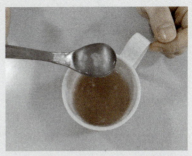

図3-44 ダマになった増粘剤

iv）食事時や食後の姿勢を調整します．

- 食事はリクライニング車いすやベッド上とし，背もたれを倒して気道に食物が入りにくくします（54頁「ポイント！」【リクライニング車いす】参照）．食後，ベッドに寝たあとに，咽頭部への貯留や胃からの逆流が原因でむせることがあります．**食後30分間はベッドの背もたれを15～20°以上におこして様子をみましょう．**

ポイント！【食後30分はベッドの背もたれを15～20°以上にする】

誤嚥性肺炎を繰り返している人や自分の唾液でもむせる人は，適切な対策をしたうえで背もたれを24時間ずっと上げることが必要です．ただし殿部に床ずれのある人や姿勢が崩れやすい人もいますので，個人に合わせて時間を検討しましょう．

- 円背のある人は，ベッド上で頚部が伸展すると，唾液を飲み込むときに喉の動きを阻害します．

　円背に合わせ頚部が少し屈曲するように，枕を2つ重ねるなど高さを調整してください（図3-45）．

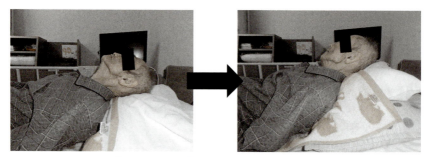

図3-45　円背の人に対する枕の調整

ⅴ）低下した機能を**運動**によって改善させます．
①唇や舌の動きが悪い場合：口から食物がこぼれる，食塊が作れないなどの症状
・唇や舌を動かします（**図3-46**）．

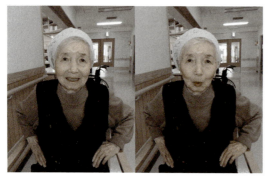 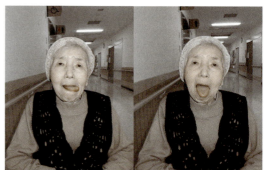

　a「イー，ウー」を繰り返します．　　　　　b 舌の運動をします（85頁図4-12参照）．
図3-46　唇と舌の運動

・**「パ・タ・カ・ラ」**とはっきり発声を繰り返してもらいます（85頁図4-13参照）．
・早口言葉や歌唱，音読などで発声訓練をします．
②飲み込む力が弱い場合：**むせ**や咳き込み，**嗄声**（ガラガラ声）やのどに**ゴロ音**がある症状
・声帯が閉じる力をきたえます（**図3-47**）．

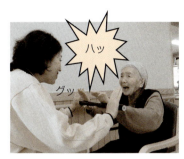
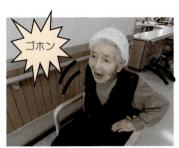
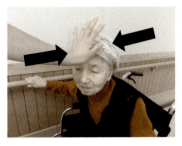

a かけ声とともに棒をグッと押し合い，喉に力を入れます（86頁図4-14の変法）．　b 全身を使い，「ゴホン」と強く言います．　c 額と手で押し合いをします（88頁図4-17の変法）．

図3-47　飲み込む力を強くする運動

③軟口蓋の挙上が弱い場合：鼻から「グビッ」と音がしたり（**開鼻声**），食物が出たりする症状
- 「カ・カ・カ」と軟口蓋が上がりやすい発声を繰り返します．
- 吹き戻しやストロー，笛などを吹く練習をします（**図3-48**）．
- 頬を膨らませる練習をします（**図3-49**）．

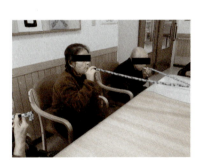
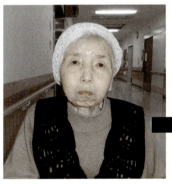

図3-48　吹き戻しを吹きます．（79頁図4-3参照）

図3-49　頬を膨らませ，手で抵抗を加えながら膨らませ続けると，より練習になります．（84頁図4-11参照）

ⅵ）その他の対応
- 誤嚥した場合は侵入物を喀出するように対応しましょう（9頁「（4）誤嚥の対応」参照）
- 早食いや食物のかき込みがあれば防止します（94頁図5-3参照）．
- 歯磨きで口腔内を清潔にします（71頁「5-8）口腔内の衛生状態は大丈夫？」参照）．
- 抵抗力が向上するように医学管理します．
  肺炎球菌ワクチンは誤嚥に対しても有効といわれています．また，気道に侵入した食物を喀出しやすくするためや，炎症を抑えるための薬を飲むことも効果があります．肺炎の危険がある人は主治医と相談してください．
- 介助者のスプーン介助技術を上げることが必要です（105頁「**2**食事介助技術のポイント」参照）．

5　食事への諸条件

「介助方法によってはむせを誘発してしまうことがある」と全職員が肝に銘じて技術を習得していくことが重要です．

5-6）食物の運びや取り込みは大丈夫？

なぜ食物の運びや取り込みがへただとよくないの？

こぼさずに食べようと思うと，手と体はさまざまな動作を行う必要があります．
①箸やスプーンを持つ動作，手を口まで動かすための動作，その2つを同時に行う動作（**図3-50**）
②動作に合わせた関節の動き
③箸で食物をほぐしたりつまんだりする細かい指先動作（**図3-51**）
④手や頚部の動きに影響を受けない姿勢保持
⑤片手は食器を持ち，他方の手は箸を操作するという左右で異なる両手動作（**図3-52**）
⑥スプーンを水平に保って中身をこぼさないように口まで運んだり，口腔内にスムーズに入れたりするための協調動作

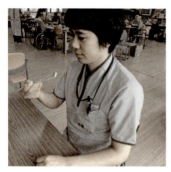
図3-50 片手のなかでの異なる動作

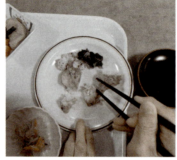
図3-51 細かい指先動作

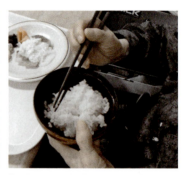
図3-52 左右で異なる両手動作

しかも，これらの動作は，食卓との距離や食卓の高さ，箸やスプーン（**図3-53**），フォークなどの道具，食器の形・重さ，食物の形状・大きさなどによっても変わってきます．

以上に加えて手と口は，
⑦食物が口の近くまで運ばれてくると適度に口を開けることができること，
⑧取り込み時にこぼれないこと，
⑨食物が口腔内に入れば口を閉じて，箸を口から出すこと，
⑩食べながら，次の食事動作ができること，
といった協調も必要です．つまり**手と口の両方を上手に使えることが自分で食べられる条件です．**

私たちは以上を食事のなかで無意識に何十回としています．もし，これらが痛みを伴ったり，難しかったり，疲れてしまったりするのであれば食事は苦痛になるでしょう．

> **ポイント！【スプーンについて】**
>
> 施設で使うスプーンは，大きさや軽さ，持ちやすさなどに配慮して注意深く**選択**しましょう．先端が丸く，口腔内に適度に収まるかどうか，取り込みやすいかなど，口当たりもたいへん重要です．

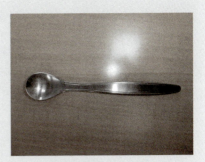

図 3-53　スプーン

> **どうしたらいいの？**

残っている機能を上手に活用したり，難しくなっている機能を補ったりする必要があります．

① **いろいろな食器や食具を用意**しておきましょう
・各種スプーン（図 3-54）

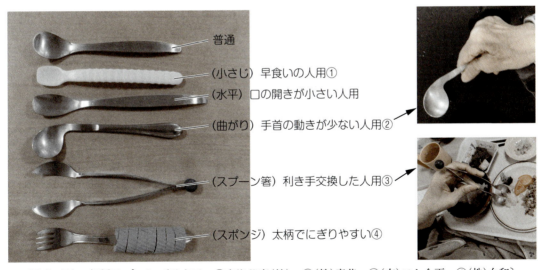

図 3-54　各種スプーン〔発売元：①東海興商(株)，②(株)青芳，③(有)フセ企画，④(株)台和〕

5　食事への諸条件　◆　65

・お椀やコップ（**図3-55**）

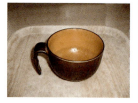 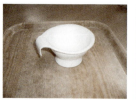 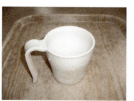 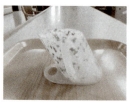

手に引っかけて飲める汁椀〔発売元：(株)台和〕　　すり鉢状ですくいやすく手に引っかけられる皿　　飲み口が広く鼻が当たらないコップ〔発売元：東海興商(株)〕　　斜めになっており頸部を伸展しなくてよいコップ

図3-55　お椀やコップ

・その他の食具（**図3-56**）

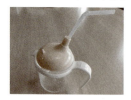 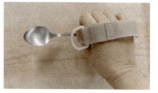 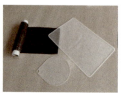 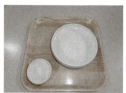

ストロー付カップ〔発売元：浅井商事(株)〕　　万能カフ　　滑り止めマット　　すくいやすい皿〔発売元：アメックス熊本(株)〕

図3-56　その他の食具

　食器や食具類は，可能なかぎり，**自分で使え，操作が容易**なものがよいでしょう．また**耐久性や清潔，安全**という観点からも選択しましょう．

②肘や手を支えると楽に食物を口に取り込める人もいます（**図3-57**）

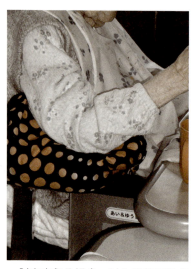 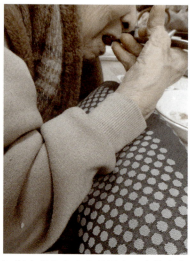

a 肘を支える場合．肘と手首の動きが不足している人は，肩の高さや位置を補助することによって食物を口に運びやすくなります．

b 肘から先を支える場合．上肢全体の筋力が低下している人は，肘から先を支えることによって，体が手に近づき，食物を口に取り込むことが容易になります．

図3-57　肘や手を支える

③食卓の高さに配慮しましょう
・身長に対し食卓が高すぎると食物が見えないので困ります．
　施設では，全員に合わせた食卓を用意することは困難ですが，それでも1つの高さではなく2，3種類を用意するだけでもずいぶん違います（図3-58a）．昇降可能な机もよいでしょう（図3-58b）．
・机が体から遠く離れていると，口まで運ぶ距離が長くなります．肘あての一部が低くなった車いすだと，肘あてが机に当たらず前へ寄せることができます．（図3-58b）

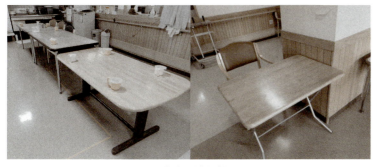 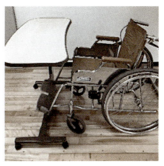

a 高さの違う机　　　　　　　　　　　　　　b 肘あてが低くなった車いすと昇降可能な机

図3-58　食卓の高さへの配慮

④体操時に**手や指の運動**を取り入れましょう
　指や手の変形や筋力低下で，私たちが気づかないあいだに箸やスプーンがうまく持てなくなっている人は意外と多くいます．日ごろから手先の運動（図3-59）を取り入れて筋力低下を予防しましょう．

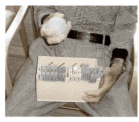 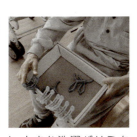 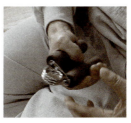 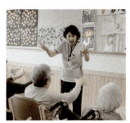

a 洗濯バサミをつまんだりボールをにぎったりする　　b 大きな洗濯バサミをつまむ　　c 100円ショップのグリップをにぎる　　d 体操時にグーパー運動をする

図3-59　指の運動

5-7）1日の摂取量やカロリーは大丈夫？

なぜ必要量を食べないとよくないの？

口から十分に食べることができないと，**低栄養**になるリスクが高まります．

①高齢者に必要な1日分のカロリー

一般的高齢者の1日の必要カロリーは1,500キロカロリー程度ですが，活動量や体格などによっても異なります．

②栄養状態の指標

体重や血清アルブミン値で測りますが，管理栄養士以外の介護職員などで実施可能なスクリーニングとして，**6カ月間で3％以上の体重減少**や**食事摂取量が75％以下**，**BMIが18.5未満**などがあり，低栄養のリスクを知ることができます．

> **ことば！ 【BMI】**
>
> BMI（Body Mass Index）＝体重（kg）／身長（m）^{2}
> 18.5未満が低体重，18.5以上25未満が正常，25以上で肥満とされています．

③低栄養になる原因
- 加齢による嗅覚や味覚の低下による食欲減退
- 運動不足による食欲減退
- 薬の副作用による口の乾きや食欲減退
- 高齢者の1人暮らしや老老介護などによる，買い物や調理が不十分になる問題
- 歯槽膿漏や入れ歯の調整不足などによる口腔内の問題

などが考えられますのでさまざまな対応が必要です．

④低栄養状態になることによって高まるリスク
- **サルコペニア**（加齢に伴い筋肉量が減少し筋力や身体機能が低下している状態）の発症

> **ことば！ 【サルコペニア】**
>
> サルコペニアは要介護状態の原因となるため，予防が大事です．必要量を食べないことで栄養状態が悪くなると，体重が減少し，より筋肉量を減少させることにつながりますので，低栄養状態になることをまずは防止する必要があります．

- 床ずれの発症
- 栄養不足で免疫力が低下することによる誤嚥性肺炎の発症
- 認知症が進行することによる食行動の異常
- 体力や筋力の低下により日中の活動が減ることで食欲が減退し，食事量が減ることでさらに体力が低下するという悪循環

・口周りの筋力が低下することにより咀嚼や嚥下障害を引きおこし，食事量が減ることでさらに低栄養が進むという悪循環

など，多くの問題が引きおこされます．

どうしたらいいの？

①歯や口腔内の問題（71頁参照），覚醒の問題（38頁参照），嚥下障害（58頁参照）など食べることに関する諸問題について**多職種協働**で検討します．

②毎月体重測定を行い，体重の増減に注意を払うことが必要です．

③食物に対応します．

味の好みを合わせたり昔から好きな食物を提供したりして，まずは食べる量を増やすように支援します．甘い物や濃い味，ゼリーなら食べる人もいますし，**意外ですが冷たい物もよく好まれます**．

④栄養（カロリー）の補充をします．

おやつや**栄養補助食品**の提供，**食事回数を増やす**ことなどで栄養を補充します．ドラッグストアで購入できる栄養補助食品は，食べる機能に合わせて硬さを選ぶことができます．適切な栄養補助食品（**図3-60〜62**）の選択は医師や栄養士などに相談しましょう．

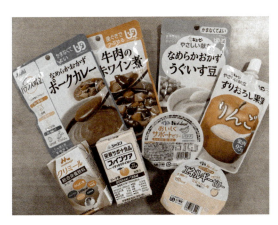

図3-60 多様な栄養補助食品〔発売元：キユーピー(株)，アサヒグループ食品(株)，(株)クリニコ，ハウス食品(株)〕

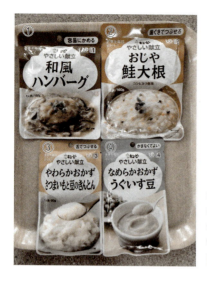

①容易にかめる
②歯ぐきでつぶせる
③舌でつぶせる
④かまなくてよい

図 3-61 機能別栄養補助食品〔発売元：キユーピー(株)〕

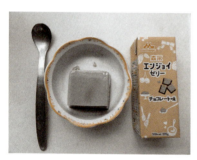

図 3-62 栄養補助ゼリーのエンジョイゼリー〔発売元：(株)クリニコ〕

⑤適度な活動を勧めます（77 頁参照）．

　適度な活動が食欲を高めることにつながります．また**カロリーだけを補充しても，筋活動を行ってエネルギーを有効に消費しなければ栄養状態は改善しません**．臥床したままや車いすに座ったままで活動量が少ないと，エネルギーを使わないためにコレステロールだけが上がってしまい，見かけ上は太っているにもかかわらず低栄養状態ということもあります．

> **ポイント！** 【適度な活動】
>
> 　安静と運動のバランスが大事です．現在，重度な低栄養状態の人は**栄養改善がまずは重要**となりますので，活動は維持レベル程度がよいとされています．リハビリテーションの施行にも，この観点を忘れずに活動量を決めましょう．

⑥十分な量を食べている人はバランスのよい食事を目指します．

　残飯量や残すことの多い食材を把握することも基本的な対応の 1 つです．病院や施設で**管理栄養士の管理のもとで食事を提供されていても低栄養状態の人は少なからずいます**．筆者の勤務する施設でも上記に述べた対応をしているにもかかわらず，低栄養の中・高リ

スク者は50％以上います（120頁図6-22参照）．いかに高齢者にとって栄養を蓄えることが難しいかがよくわかります．

5-8）口腔内の衛生状態は大丈夫？

なぜ口腔内が不衛生だったらよくないの？

①口腔内が不衛生になることでおこる問題
- 誤嚥性肺炎になるリスクが高まります．
　唾液中には口腔内の細菌が多量に含まれています．その細菌が食物や唾液と一緒に気道に入ることで誤嚥性肺炎を引きおこします．
- 汚れが**舌苔**（ぜったい）となってこびりつきます．

> **ことば！** 【舌苔】
>
> 　舌苔とは舌の上に見える白い苔状の汚れです（図3-63）．舌苔があると，次のような影響があります．
> - おいしさを感じにくくなります．
> - 食物の大きさ・硬さなどが伝わりにくく，食物形態に応じた舌の動きが引き出されなくなります．
> - 口臭の原因になります．
>
>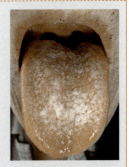
>
> 図3-63　舌苔

②高齢者で口腔内が不衛生になりやすい原因
- 入れ歯が装着されていても，口腔周辺の筋力低下により，唇や舌，頬などがうまく動かないことから食物残渣が多くなるため．この場合は，ほかによだれが多いことやろれつが回らない症状としても表れます．
- 自分できれいに歯を磨けないため．
- 歯磨きの介助を嫌がるため．
- 加齢や薬剤の副作用で唾液量が減少し，口腔内が乾燥しているため．

どうしたらいいの？

①口腔内の乾燥を予防しましょう
　とくに冬は，乾燥・ウイルス対策として加湿器を使用するようにします．口腔内におい

ても乾燥は細菌の増殖につながりますので対策が必要です（35頁「3-2) 口腔内の潤いは大丈夫？」参照).
・歯磨き粉の工夫
　歯磨きに際して歯ブラシに歯磨き粉などをつけなくてもよいとされていますが，舌苔や痰のこびりつきの除去に効果があり，**湿潤作用のある口腔ケア用ジェル**が発売されています（**図3-64**). 上手に活用しましょう.

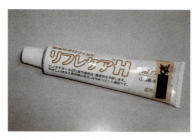 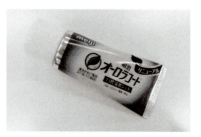

a リフレケアH〔発売元：イーエヌ大塚製薬(株)〕　b オーロラコート〔発売元：(株)明治〕

図3-64　湿潤作用のある口腔ケア用ジェル

・枕の工夫
　ベッド上で頚部が伸展している（**図3-65**）と，口が開いて口腔内が乾くことにつながります．枕の高さを，少し顎を引く程度に調整しましょう．円背のある人にはとくに注意が必要です（62頁図3-45参照）．

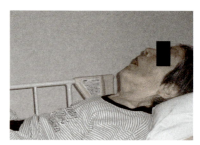

図3-65　頚部伸展により開口している人

・食べ始めの工夫
　乾いた口でパンや饅頭などを食べると<u>窒息</u>の危険が高まります．先にお茶を配って少しでも飲んでおいてもらったり，一口目はお茶や汁物から食べ始めてもらったりするなど配慮しましょう．とくに朝食時は寝起きでぼんやりしたり，口呼吸の人も多かったりするため注意が必要です．

②<u>舌苔</u>や痰などのこびりつきを除去しましょう
　口腔ケアスポンジや舌ブラシ（**図3-66**），図3-64で紹介した歯磨き粉などを使い除去します（**図3-67**).

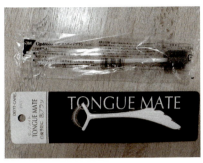
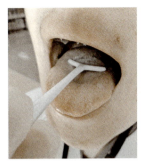

図3-66　上：口腔ケアスポンジ〔発売元：スリーエムヘルスケア(株)〕，下：舌ブラシ〔発売元：(株)デントケア〕

舌ブラシで奥からまっすぐなぞります．力は入れません．

図3-67　舌ブラシの使用方法

③食事後の**食物残渣**をチェックしましょう（112頁「5）食物残渣の確認」参照）

口腔内に食物残渣が多くある場合は，**食物形態**が口の機能に合っていない可能性があります．とくにきざみ食は口腔内でばらばらになって残りやすくなります．固形物やきざみ食の場合は，食物形態を検討してみましょう．

④口腔ケアをしっかり行いましょう（**図3-68**）

ⅰ）**歯磨き**の効用

・口腔内の細菌を減少させることで，虫歯や歯槽膿漏，誤嚥性肺炎などの予防になります．
・口腔内や咽頭機能が活性化でき，嚥下や発声にも好影響があります．
・口腔内がきれいになれば，味覚も戻り食欲が出てきて，栄養状態がよくなるかもしれません．
・大脳皮質にある口腔関連領域の感覚野の範囲は広く，**口腔内の刺激は大きな刺激**になります．そのため意識レベルが活性化することもあります．
・唾液腺の刺激になります．

> **ポイント！**【歯磨き】
> 歯ブラシは柔らかく小さいヘッドのものがよいでしょう．ご家族へも要望としてお伝えください．歯磨きの際は，奥歯のほうが鈍感なため，嫌がる人に対しては奥歯から磨いてみるとよいでしょう．

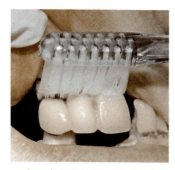
a 上の歯と歯のあいだの磨き方（毛先を上から下に向けて磨きます）

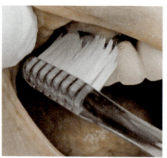
b 歯と歯ぐきのあいだの磨き方（歯と歯ぐきのあいだに毛先を入れて振動させます）

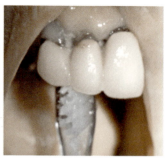
c 裏側からの磨き方（歯ブラシを縦に裏から当てて1本ずつ磨きます）

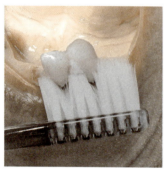
d 下の歯と歯のあいだの磨き方（毛先を下から上に向けて磨きます）

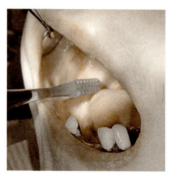
e 頰の内側の磨き方．頰の内側も忘れずになぞります．

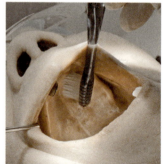
f 上顎の磨き方．上顎も忘れずになぞります．

図3-68 磨き残しの少ない歯磨きの方法

ⅱ）**施設全体で取り組む**体制を作りましょう
- 多職種協働で委員会を設置し，必要性や歯磨き方法などの勉強会を定期的に開催して，職員の考え方や手法等の共有を図ることが重要です．
- **1カ月に1度は全員の口腔内チェックをする**こともよいでしょう．
　きれいそうに見えても，磨き残しや歯肉炎，虫歯，入れ歯の破損などが見つかります．「1日」「誕生日会の日」などと決めて毎月取り組んでいきましょう．
- **歯科との連携**も大事です．
　定期的な清掃や歯垢の除去など，専門職の手を借りたり，指導を仰いだりすることも必要です．

【参考文献】
1) Misako Higashijima, Aya Tanaka, Joji Higashi et al：The Efficacy of Intervention for the Prevention of Aspiration Pneumonitis in Recipients of Non‐oral Nutrition. Int. J. Phys. Med. Rehabil, 5（6）1000442, 2017.
2) Misako Higashijima：Relationship between Swallowing Dysfunction and Decreased Respiratory Function in Dementia Patients. J. Phys. Ther. Sci. 25（8）, 2013.

3) Misako Higashijima：Influence of Age and Bolus Size on Swallowing Function：Basic Data and Assessment Method for Care and Preventive Rehabilitation. Amer. J. Occup. Ther. 64（1），2010
4) 東嶋美佐子：作業療法士の役割―高次能機能障害に対する訓練―．摂食・嚥下障害への作業療法アプローチ（東嶋美佐子編），医歯薬出版，2010，pp122‒130.
5) 大渕哲也：座位が変われば暮らしが変わる．中央法規出版，2009，pp46‒52，98‒105.
6) 田中マキ子，下元佳子：在宅ケアに活かせる褥瘡予防のためのポジショニング．中山書店，2011，pp70‒71，94‒95.
7) 太田有美：作業療法士の役割―食事姿勢．摂食・嚥下障害への作業療法アプローチ（東嶋美佐子編），医歯薬出版，2010，pp113‒121.
8) 小島千枝子：食事場面の直接訓練．第4分野摂食・嚥下リハビリテーションの介入Ⅱ直接訓練・食事介助・外科治療（日本摂食・嚥下リハビリテーション学会編），医歯薬出版，2011，pp46‒47.
9) 東嶋美佐子：食事用自助具．第4分野摂食・嚥下リハビリテーションの介入Ⅱ直接訓練・食事介助・外科治療（日本摂食・嚥下リハビリテーション学会編），医歯薬出版，2011，pp64‒72.
10) 黒住千春：作業療法士の役割‒食事動作訓練．摂食・嚥下障害への作業療法アプローチ（東嶋美佐子編），医歯薬出版，2010，pp103‒112.
11) 塚田徹，佐藤アキ子ほか：OTが知っておくべき栄養の基礎知識．作業療法ジャーナル　48（9）：924‒931，2014.
12) 財団法人サンスター歯科保健振興財団編集：介護に役立つ口腔ケアの基本．中央法規出版，2009．

第4章 安全に長く口から食べるための運動や活動について学ぼう！

　誤嚥や誤嚥性肺炎などのリスク発生は，**食べることが直接的原因となる摂食嚥下障害者**と，**加齢による心身の活力低下が直接的原因となるフレイル**（脆弱）**者**に大別されます．本章ではフレイル者への対応について述べます〔摂食嚥下障害者に対する対応（摂食嚥下障害の機能訓練や摂食訓練）は専門書を参照してください〕．

1　フレイル予防の原則

①フレイルの予防には，三位一体の考え方が大切です（**図4-1**）．安全な食事が担保されれば，自力で経口からの満足のいく栄養確保ができます．栄養が満たされれば身体運動へのエネルギーもわいてきます．そのエネルギーは余暇活動や社会参加への原動力になります．総じて正の方向へ導く支援が大切です．
②3つのうち，底上げをしなければならない項目の早期発見と早期対応が大切です．
③底上げをしなければならない項目への対応は，その項目以外に対しても相乗的な効果が発揮されます．

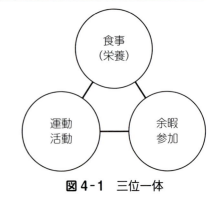

図4-1　三位一体

2　フレイル予防法の原則

①フレイル者に食事の問題を感じたら，第3，5章を参照して早期対応をしましょう．
②フレイル者に食事に関与する身体機能の問題を感じたら，本章を参照して早期対応をしましょう．また，認知機能に問題を感じたら第5章「**2** 認知症のタイプ別症状と対処方法」（91頁）を参照して早期対応をしましょう．
③フレイル者が要介護状態にならないためには，前項②の身体機能や認知機能の維持や改善のために行う運動や活動が，フレイル者の余暇や参加の手段になるように導きましょう．

3 フレイル予防法としての運動・活動の選択上の原則

①選択した運動・活動は，**底上げをしなければならない機能の維持や改善**に役立ちますか？
②選択した運動・活動は，フレイル者が望んでいる運動・活動ですか？
③選択した運動・活動は，余暇時間にも行える運動・活動ですか？
④選択した運動・活動は，1人で安全に行える運動・活動ですか？
⑤**選択した運動・活動は，関節運動があり筋肉を使う，運動の繰り返しがある，創意・工夫がしやすい運動・活動**ですか？
⑥選択した運動・活動は，他の人の迷惑にならず，場所の制限もなく行える運動・活動ですか？
⑦対象者が自ら実施できない場合は，他者の支援や補助により行える運動・活動ですか？

> **ポイント！** 【筋力と筋持久力】
> 対象者がもっている**最大筋力**の30％以上の高負荷をかけて，低回数（10回程度で疲労する）の運動や活動をすると筋力の維持や改善ができます．また，対象者がもっている最大筋力の30％以下の低負荷をかけて，高回数（30回程度で疲労する）の運動や活動をすると筋持久力の維持や改善ができます．

4 食事に関与する身体機能の維持・改善のための運動・活動の実際

1) 風船バレー（図4-2）

目 的：全身持久力と精神活動性の維持や改善．
対 象：フレイル者，座位持久性やバランスの低下者，利き手上肢の筋力や筋持久力さらには関節可動域の低下者など．
方 法：①安全性を考慮して車いすや椅子に座った状態で，体幹から頭部さらには上肢全体を使って風船を打つようにします．
②集団（精神活動性の維持や改善の目的が優位）（**図4-2a**）と，個別（全身耐久性の維持や改善の目的が優位）（**図4-2b**）の両方に使えます．
留意点：①集団で行う場合は，対象者の心身の状態と目的に沿った配置（列配置，円配置，身体機能別配置など）を行いましょう．
②個別で行う場合[4]は，1回に打つ回数と1日に行う頻度について事前に説明し，実施したかどうかということと1回に打った回数について記録を取ってもらいましょう．
③ベッド上で個別に行う場合，ベッドのリクライニング角度は安息角度にして，余裕をもって上肢を挙げられる高さに設定しましょう．
④個別で行う場合，風船に結びつけた紐の先端は，対象者の設定条件位置の上方にガムテープで固定します．その際に対象者の体調に配慮して風船の上下移動ができるよう

に，紐の長さを長く取るとともにガムテープによる完全固定にならないように配慮しましょう．

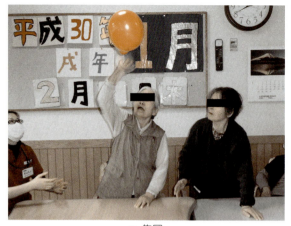
a 集団

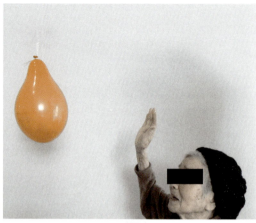
b 個別

図 4-2　風船バレー[4]

2) 吹き戻し（図4-3）

目　的：呼吸（呼気）機能と精神活動性の維持や改善．

対　象：フレイル者，座位持久性の低下者，呼気力（瞬時に吹き出す力）や呼息運動時間の低下者など．

方　法：①胸部や腹部をしっかりと使うために車いすや椅子に座ります．

②利き手で吹き戻しを持ち，吹き口を口腔内に入れて上下の唇でしっかり固定します．

③吹き戻しの吹き始めの呼気力や呼気圧が強い場合や，最大の長さを維持するための呼気力や呼気圧の変動が少ない場合，呼気量が多い場合は折れることはありません．しかし折れる場合は，**図 4-3b** のように下から手で支えましょう．呼気力や呼気圧，呼気量は呼気圧測定装置（24 頁図 2-11 参照）で測定することができます．

④①～③の準備が完了したら，空気を鼻からしっかりと吸って瞬時に吹き戻しのほうへ空気を吐きます．腹部の底から空気を出し切る気持ちで，少しでも長い時間吐き続けます．

⑤吹き戻しの先端が伸び始めたときに計測を開始して，吹き戻しの先端が曲がり始めたときに計測を中止します（呼気時間として記録します）．

⑥集団（競争心の育成）と個別（努力目標の育成）の両方に使えます．

留意点：①集団で行う場合は，吹き戻しが伸びて他人にぶつからないように対象者の配置を行いましょう（**図 4-3a**）．

②個別で行う場合[5]は，1 回に吹く回数と 1 日に行う頻度について事前に説明し，吹き戻しの完全伸長の有無や吹いた回数と呼気時間について記録を取ってもらいましょう（**図 4-3b**）．

③吹き戻しの吹き始めと2回目では呼気力に大差があることを事前に伝えておきましょう．

その他：吹き戻しの購入先としては，100円ショップ，吹き戻しの里（淡路市），（株）ルピナスなどがあります．

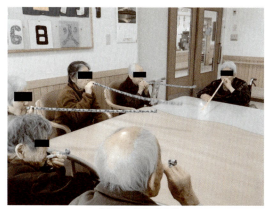
a 集団での吹き戻し

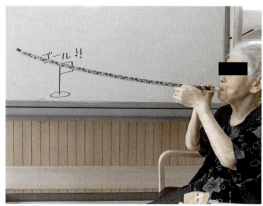
b 個別での吹き戻し[5]

図4-3　吹き戻し

3）ブローイング（図4-4, 5）

目　的：呼吸（呼気）機能と口蓋筋群（7頁「ことば！」参照）の維持や改善．

対　象：開鼻声者（15頁「(1) 食前期の全身状態」参照），送り込みの低下者（19頁「ポイント！」【送り込み力】参照），呼息運動時間の低下者（3頁「ことば！」【神経，感覚，運動（筋肉）】参照）など．

方法1：①市販のスムージー用ストローを5種類に加工して，対象者の現在の呼気機能に近いストローを最初に使って訓練します．

②呼気機能の改善に合わせて，ストローの種類やブローイング回数を変えて，維持やさらなる改善を図ります．

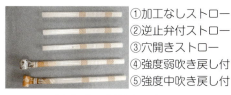

①加工なしストロー
②逆止弁付ストロー
③穴開きストロー
④強度弱吹き戻し付
⑤強度中吹き戻し付

図4-4　各種のストロー

〈参考〉
平均年齢26歳の健常成人23名に，①〜③まではストローを使ってコップに入った水を5秒間ブローイングしてもらったときの積算呼気圧を検証しました．④と⑤は新ハッピー（24頁図2-11）を使用して積算呼気圧を検証しました．積算呼気圧が低い順から高い順では，①→②→④→③→⑤となりました．積算呼気圧の違いは，①が約50 kpa，⑤が約220 kpaでした．
（長崎大学大学院医歯薬学総合研究科口腔保健学分野・小山善哉先生からの情報提供）

方法 2：①市販の蓋付ペットボトルの上部側面にストローが入る穴を開けます．
　　　　②穴にストローを入れます．
　　　　③蓋の開閉を調整することで呼気の圧力抵抗が変化します．蓋を完全に閉めると抵抗が強く，蓋を緩めると抵抗が弱まります．

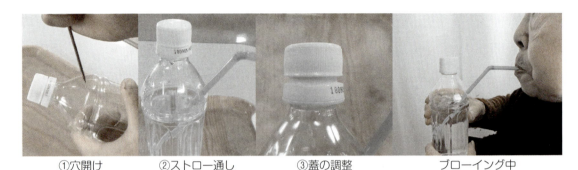

①穴開け　　②ストロー通し　　③蓋の調整　　ブローイング中

図 4-5　ペットボトルを使ったブローイング

留意点：方法 2 や，方法 1 の加工なしストロー①を使った水ブローイングは誤飲のリスクがあるため注意します．

4）呼吸運動とともに行う関節可動域と筋緊張の維持・改善のための体操

目　的：①呼吸や筋緊張の維持・改善を図ることによる，飲み込みや咽頭の残留物の解消．
　　　　②呼吸や関節可動域さらには筋緊張の維持・改善を図ることによる誤嚥の予防（3，27 〜 29，77 頁参照）．

対　象：高齢者，フレイル者，筋緊張亢進や関節可動域の制限が予測される人など．

方　法：・端座位（椅子に座ったような姿勢）や半長座位（畳や床上で両下肢を適度に伸ばして少し開脚したような姿勢）などの抗重力肢位で行います．
　　　　・自分自身で行います．
　　　　・対象者の状態により回数を一律に決めることはできません．最初は次の①〜⑤各 1 回から開始して，最終的には各運動各 5 回を目指しましょう．
　　　　・①〜⑤の運動はそれぞれ一対の運動ですから必ず両方を行ってください．
　　　　・呼吸運動とともに行う運動です．運動時の吸息運動（吸う）と呼息運動（吐く）の比率は 1：2 になるようにしましょう（3 頁「ことば！」参照）．たとえば，吸うのが 4 秒ならば吐くのは 8 秒となります．呼息運動の向上に努めましょう．

①最初に**深呼吸**（呼吸運動の比率 1：2 の厳守）をしましょう（**図 4-6**）．
　・鼻から空気を吸いながら，両手で楕円形を描くようにゆっくりと頭上まで持ち上げます．さらに，両手で天井を押し上げる気持ちで両脇を伸ばした状態で，さらに息を 4 秒吸うような気持ちで維持し続けます（**図 4-6a**）．
　・口から息を吐きながら，頭上まで持ち上げた両手を楕円形を描くようにゆっくりと下ろしま

す．さらに両手で床を押すような気持ちで，頚部から両上肢を伸ばした状態で，さらに息を8秒吐くような気持ちで維持し続けます（**図4-6b**）．

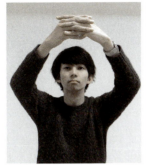
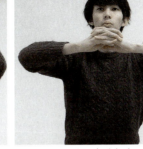

a 吸うとき　　　　　　　b 吐くとき

図4-6　深呼吸

②**肩甲骨**（肩の背面にある三角形の扁平骨）と鎖骨（肩の前面で水平に横たわっている棒状の骨）を動かしましょう（**図4-7**）．

- 両上肢を垂らした状態から，ゆっくりと鼻から空気を吸いながら，両肩を両耳に付けるような気持ちで挙げていきます．さらに挙げ切った状態で，さらに息を4秒吸うような気持ちで押し上げを維持し続けます（**図4-7a**）．
- 両上肢を挙げ切った状態から，ゆっくりと口から息を吐きながら，両手を床に押しつけるような気持ちで両肩を下げていきます．さらに下げ切った状態で，さらに息を8秒吐くような気持ちで押し下げを維持し続けます（**図4-7b**）．

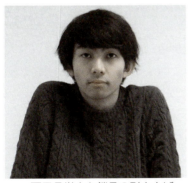
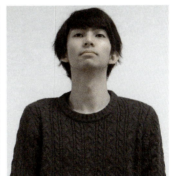

a 肩甲骨挙上と鎖骨の引き上げ　　b 肩甲骨下制と鎖骨の引き下げ

図4-7　肩甲骨と鎖骨の運動

> **ことば！**　【肩甲骨】
>
> 　上肢は，胴体骨と連結する上肢帯（鎖骨・肩甲骨）とそれに続く自由上肢骨（上腕骨，前腕骨，手骨）からなっています．自由上肢骨が関節可動域や筋力を保つためには，その土台となる上肢帯の少ない関節可動域の運動と上肢帯に付く筋の伸縮を維持することが重要です．

4　食事に関与する身体機能の維持・改善のための運動・活動の実際

③**胸郭**を動かしましょう（**図 4-8**）．

- 肘を直角に曲げた両手を肩の位置まで挙げた状態から，ゆっくりと鼻から息を吸いつつ，胸部を左右に広げるために両肘をゆっくりと開きます．さらに肘を左右に最大に開いた状態で，さらに息を 4 秒吸うような気持ちで胸部の広がりを維持し続けます（**図 4-8a**）．
- 肘を左右に最大に開いた状態（**図 4-8a**）から，ゆっくりと口から息を吐きつつ，胸部を縮めるために両肘をゆっくりと閉じます．さらに肘を最大に閉じた状態で，さらに息を 8 秒吐くような気持ちで肘の最大閉じを維持し続けます（**図 4-8b**）．
- 肘を曲げて，手は左右の鎖骨中央に置いた状態から，ゆっくりと鼻から息を吸いつつ，上肢をゆっくりと脇から離しながら挙げます．さらに脇から最大に挙げたところからさらに息を 4 秒吸うような気持ちで，脇を最大に挙げた状態を維持し続けます（**図 4-8c ①**）．また，脇から最大に挙げた上肢を，ゆっくりと口から息を吐きつつ開始時の状態に戻したあとに，さらに息を 8 秒吐くような気持ちで両脇を締めて維持し続けます（**図 4-8c ②**）．

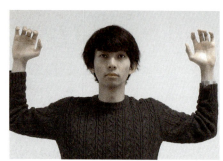
a 胸郭の伸張運動

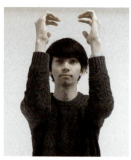
b 胸郭の縮小運動

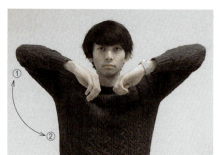
c 胸郭の上下運動

図 4-8 胸郭の運動

> **確認！** 【胸郭】
> - 胸腔の容積の増減は，胸郭に付着する筋（呼吸筋）の作用によって行われます．
> - 吸息運動には横隔膜や外肋間筋が，呼息運動には内肋間筋や腹筋が呼吸筋として働きます（3 頁「ことば！」【神経，感覚，運動（筋肉）】参照）．
> - 脊柱に対して肋骨や胸骨が上下して胸腔の前後径および左右径の伸縮を行う肋骨呼吸（胸式呼吸）は，摂食嚥下にとくに重要です．

④**頚部**（首）を動かしましょう（**図 4-9**）

- 頚部を真正面にした状態から，ゆっくりと天井を見上げるつもりで，頚部を背中のほうへ反らしながら，頚部前面を引き伸ばした状態で，さらに息を 4 秒吸うような気持ちで頚部の伸展を維持し続けます（自分の力で背中のほうに反らせる範囲でかまいません．無理は禁物です）（**図 4-9a**）．
- 頚部を真正面にした状態から，ゆっくりとお臍を見るつもりで，頚部を腹部のほうへ曲げながら，頚部後面を引き伸ばした状態で，さらに息を 8 秒吐くような気持ちで頚部の屈曲を維持し続けます（**図 4-9b**）．

・頚部を真正面にした状態から，ゆっくりと右耳を右肩に付けるつもりで，左頚部の側面を引き伸ばします．同時に左上肢は下方へ押すようにします．この状態で，息を8秒吐くような気持ちで左頚部側屈を維持し続けます（**図4-9c**）．
・頚部を真正面にした状態から，ゆっくりと左耳を左肩に付けるつもりで，右頚部の側面を引き伸ばします．同時に右上肢は下方へ押すようにします．この状態で，息を8秒吐くような気持ちで右頚部側屈を維持し続けます（**図4-9d**）．
・頚部を真正面にした状態から，下顎を右肩に付ける気持ちでゆっくりと頚を右側に回します．そのときに両肩は真正面に位置するようにします．最大限に右側に回した状態で，息を8秒吐くような気持ちで右頚部回旋を維持し続けます（**図4-9e**）．
・頚部を真正面にした状態から，下顎を左肩に付ける気持ちでゆっくりと頚を左側に回します．そのときに両肩は真正面に位置するようにします．最大限に左側に回した状態で，息を8秒吐くような気持ちで左頚部回旋を維持し続けます（**図4-9f**）．
⑤最後に深呼吸をしましょう（81頁図4-6参照）

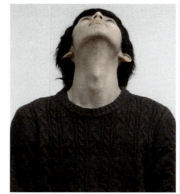
a 伸展

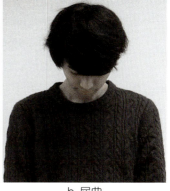
b 屈曲

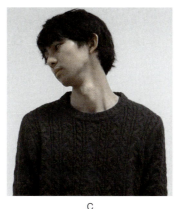
c

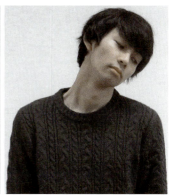
d

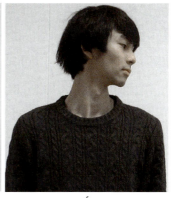
e　　　　　　　　f

図4-9　頚部の運動

5) 口腔・顔面の体操（図4-10, 11）

目　的：舌・唇・頰の筋力維持を図ることによる食物の取り込み・咀嚼・送り込みへの貢献（6頁「確認！」【摂食嚥下過程】，19頁「ポイント！」【送り込み力】参照）．

対　象：高齢者，フレイル者，舌・唇・頰の筋力の問題が予測される人など．

方　法：・行う姿勢の制限はありません．
　　　　　・自分自身で行います．
　　　　　・各運動各5回を食前に行いましょう．

① 顎関節のマッサージと最大開口運動を行いましょう．
・耳の前面から口角周囲までの側面を，両手で円を描くように左右それぞれをマッサージします．その後，口を大きく開きます（顎関節に圧痛や摩擦音があれば，マッサージや最大開口は禁忌です）（図4-10）．

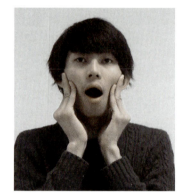

図4-10　マッサージと最大開口

> **ことば！**　【顎関節】
>
> 側頭骨と下顎骨とのあいだにある関節です．上下顎の開閉運動，両側同時の前後運動，片側のみの前後運動の3つの運動を適宜組み合わせることによって複雑な咀嚼運動をしています．さらに，主要な咀嚼筋は下顎骨に付いているので，強い咀嚼力発揮のためには顎関節の運動は大切です．

② 頰の，膨らまし・くぼまし運動を行いましょう．
・図4-11のように，頰の膨らましとくぼましを行います．この運動には**頰筋**が働きます．

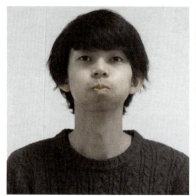 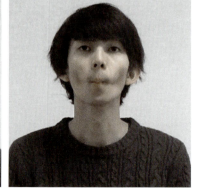

図4-11　膨らまし・くぼまし

> **ことば！** 【頬筋】
>
> 頬筋には，噛むために食物の位置を決め，その食塊の通過をコントロールする役割があります．さらに，頬が膨らんでいるときに口腔内に溜まった空気を吹きだす働きをします．

③舌の運動を行いましょう．
- 舌の，突き出しと引っ込め，左右への寄せ，巻き上げ（鼻と上唇のあいだの溝に届かせる）と引き下げ（舌唇の下のくぼみに届かせる），溝作り（舌の両側を丸くして縦の溝を作る），後部持ち上げ（舌の後方部分の背面を持ち上げて隆起を作る）の，5種類の運動を行います（図4-12）．

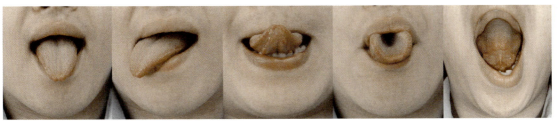

a 突き出しと引っ込め　　b 左右への寄せ　　c 巻き上げ　　d 溝作り　　e 後部持ち上げ

図4-12　舌の5種類の運動

6）発声を用いた口腔・顔面の体操（図4-13）

目　的：①**舌・唇の筋力維持を図ることによる食物の取り込み・送り込みの貢献**（6頁「確認！」【摂食嚥下過程】，19頁「ポイント！」【送り込み力】参照）．
②**軟口蓋の挙上力や声帯の閉じ力の維持を図ることによる送り込み力や誤嚥の予防への貢献**（8頁図1-4参照）．

対　象：①高齢者，フレイル者，舌・唇の筋力低下の問題が予測される人など．
②開鼻声や嗄声がみられる人など（24頁「4）発生・構音テスト　判定④⑤」）．

方　法：・姿勢の制限はありません．
・自分自身で行います．
・各運動各5回を食前に行いましょう．

①パ・タ・カ・ラの発声をしましょう（目的①，対象①）（図4-13）．
- 「パ」には唇を閉める効果があります．口からの食物のこぼれを予防できます．
- 「タ」には舌の前方部分の筋力を維持する効果があります．食物の取り込み，食物の取り込み調整，食塊作り，食物の舌前から舌中央への移送などの役割に貢献します．舌運動の突き出しと引っ

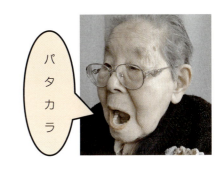

図4-13　パタカラ発声

込めや左右への寄せ（図4-12）も，「タ」と同様の効果と役割があります．
- 「カ」には奥舌を持ち上げる効果があります．食塊を咽頭に力強く送り込むために，奥舌によって軟口蓋の挙上（8頁図1-4参照）を補助する役割に貢献します．舌運動の後部持ち上げ（図4-12）も，「カ」と同様の効果と役割があります．
- 「ラ」には舌の上方部分の筋力を維持するのに効果があります．舌の上方部分が硬口蓋（8頁図1-4参照）に力強く付くことで奥舌が下降して，咽頭に吸い込まれるように食塊を送り込む役割に貢献します．

②単音の発声を行いましょう（目的②，対象②）（**図4-14**）．
- 「ア」音をできるだけ長時間発声しましょう．
- 「ア」音の強度を高めるために，壁などを押しながらの発声や，椅子の座面の両端を下方に押しながらの発声を行います（腹圧が高められることによって，喀痰力や強く響く声の生成につながります．ただし，血圧や心臓に問題がある人はやめましょう）．
- 次の点に留意しましょう．

a）声帯の閉じ力（嗄声）に問題がある人は，最初から長時間の発声をすることは避け，徐々に時間を延ばしていきましょう．

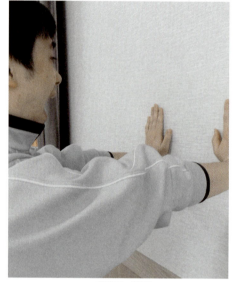
a 壁押し発声

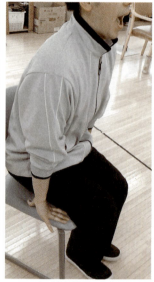
b 椅子押し発声

図4-14 単音の発声

7）摂食嚥下機能に関与する筋力維持や強化のための体操

(1) 頭部挙上運動（図4-15）

目　的：食道の入口部分の開きの拡大．
対　象：咽頭の残留を感じている人など．
方　法：①上向きに寝た状態で肩を床に付けたまま，頭だけ挙げて足先を見るようにします．
　　　　②1分間，頭だけを挙げて維持したあとに1分間休息することを3回行い，これを1日に3回，6週間行います．
留意点：頸部に問題がある人，高血圧の人，高齢者などには運動負荷が強いため，別の方法を検討してください．

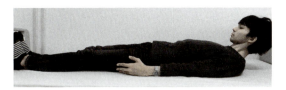

図4-15 頭部挙上運動

(2) 顎の開閉抵抗運動（図4-16）

目 的：咀嚼筋群や舌骨筋群（7頁「ことば！」【摂食嚥下に関与する筋群】参照）**の筋力の強化**.

対 象：噛む力の低下やむせを感じている人など.

方 法：a, bとも椅子座位で行います.

　　　　a 顎の開きに対する抵抗運動は, 利き手（生活でおもに使う手）を顎の先端に置き, 非利き手（生活で補助に使う手）で頭を固定します. 次に, 口を大きく開いて維持するのに対して, 利き手で大きく開いた口を閉じさせようとしますが, 負けないように大きく口を開いた状態を維持します.

　　　　b 顎の閉じに対する抵抗運動は, 利き手の親指と人差し指のあいだで下唇の下端をつかみ, 非利き手で頭を固定します. 次に, 力いっぱい歯を食いしばった状態をできるだけ維持しようとするのに対して, 利き手で口を開かそうとしますが, 負けないように歯を食いしばった状態を維持します.

留意点：顎関節に圧痛や摩擦音があれば禁忌です.

　　　　対象者自身の両手が使えない場合には, 職員や介助者に抵抗の代役をしてもらってください.

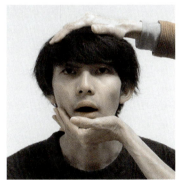 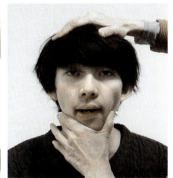

　a 顎の開きに対する抵抗運動　　b 顎の閉じに対する抵抗運動

図4-16 顎の開閉抵抗運動

(3) 頭部の前後面の抵抗運動（図4-17）

目 的：**舌骨筋群**（7頁「ことば！」【摂食嚥下に関与する筋群】参照）**の筋力強化**.

対 象：喉頭挙上時間が短い人や頭頸部のコントロールが不安定な人など.

方 法：a, bとも椅子座位で行います.

a 組んだ両手を額に置いて，額と組んだ手とで押し合いをします．押し合い中は，胸部や腹部の筋群も同時に使って息もできるかぎり吐き続けます．
b 組んだ両手を後頭部中央に置いて，後頭部と組んだ手とで押し合いをします．押し合い中は，肩甲帯や脊柱起立筋の筋群も同時に使って息もできるかぎり吐き続けます．

留意点：頚部に痛みや摩擦音があれば禁忌です．

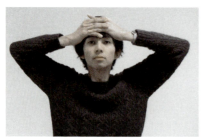
a 頭部前面抵抗運動

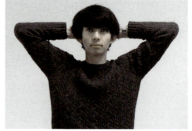
b 頭部後面抵抗運動

図4-17　頭部の前後面抵抗運動

【参考文献】

1) 大内尉義ほか：フレイルに関する日本老年医学会からのステートメント（平成26年5月）．https://www.jpn-geriat-soc.or.jp/info/topics/pdf/20140513_01_01.pdf．（アクセス：2018年5月16日）
2) 飯島勝矢：より早期からの包括的フレイル予防．https://www.tyojyu.or.jp/net/topics/tokushu/chokoureishakai/chokoureishakai-frailtyyobou.html（アクセス：2018年5月16日）
3) Hiroyasu Shiozu, Misako Higashijima, Tomoshige Koga：Association of sarcopenia with swallowing problems, related to nutrition and activities of daily living of elderly individuals. J Phys Ther Sci 27（2）：393-396, 2015.
4) 東嶋美佐子：作業療法士の役割―活動を用いた機能訓練―．摂食・嚥下障害への作業療法アプローチ（東嶋美佐子編），医歯薬出版，2010，pp93-102．
5) Misako Higashijima, Hiroyasu Shiozu：Using Party Horns to Test Respiratory Function in with Dementia. American Journal of Alzheimer's Disease & Other Dementias. 30（3）：326-329, 2015.

第 5 章
認知症患者の食べる機能やその対応について学ぼう！

1 認知症と物忘れの違い

1）認知症によっておこってくる問題

　認知症は，通常は慢性あるいは進行性で，認知症の人であれば誰でもおこる**中核症状**（5頁）と，人によってあるいは認知症のタイプによっておこる精神障害と行動障害を中心とした**周辺症状**（6頁）が交じって現れてきます．**この2つは，食事の面でも大きな影響を及ぼします**．

＝記憶力や理解力，判断力が低下し順序立てて行動することが難しくなるといった実行機能障害がおこります．
　➡食事時には主として**食事動作の過程**で問題がおき，誤嚥や窒息の危険が高くなります．

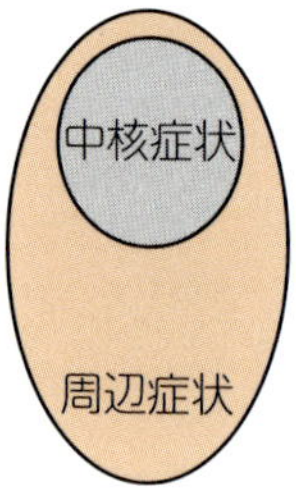

＝幻覚や妄想，抑うつなどの精神症状や，それがもとになった行動障害がおこります．
　➡食事時には主として**食事の誘導過程**で問題がおき，気が散ったり，皿の模様が虫に見えたりして食事が摂れないといったことがおこってきます．ただし，このような症状は時間や日によって変動するため，常におこることではありません．

図 5-1　認知症の中核・周辺症状

2）認知症と一般的な物忘れとの違い

　表5-1のように両者では大きな違いがあり，「昨日の夕食メニューが思い出せない，ど忘れした」ということであれば問題はありません．しかし，どう説明しても食べたはずの昼食を食べていないと怒ったり，そのせいで何回も食事をするというようなことがあれば認知症を疑ってください．しかし，正常でもない，認知症でもない（正常と認知症の中間）状態をさすMCI（mild cognitive impairment）の人は，記

表 5-1　認知症の記憶障害と一般的な物忘れの違い

認知症の記憶障害	一般的な物忘れ
体験そのものを忘れる	体験の一部だけを忘れる
食べたこと自体を忘れる	何を食べたかを忘れる
忘れていることに自覚がない	忘れていることに自覚がある
進行性で徐々に生活上の支障が多くなる	加齢によるもので回数は増えることがある

憶機能の低下が主として現れてきます．全高齢者人口の13％はMCIに当てはまる〔2010（平成22）年当時〕※といわれており，この段階で**早期発見し進行を予防することが重要**となります．

2 認知症のタイプ別症状と対処方法

認知症にはおもに4つのタイプがあり（**表5-2**），その**タイプによって食事に関してさまざまな症状が現れる**ことがあります．

表5-2 認知症のおもなタイプ

認知症のタイプ	症状
①アルツハイマー型	記憶障害，時間や場所がわからなくなる見当識障害，判断力や理解力の低下
②レビー小体型	幻視や妄想，パーキンソン病のような手足のこわばり，1日のなかでの症状の変動
③前頭側頭型	自制力の低下，人格の変化，社会的対人能力の低下，病識の低下
④脳血管性	脳血管障害後，3カ月以内の認知症発症，または認知機能の急激または階段状の悪化

1）アルツハイマー型

・食べたことを忘れて何度も食べたり，「もらっていない」と怒ったりします（**エピソード記憶の障害**）．

➡× 「もう食べたでしょう」と否定することはよくありません．
　食べたこと自体をすっかり忘れているため嫌な感情は残り，「この人は嘘を言う」とスタッフとの信頼関係が損なわれてしまいます．

➡○ 「いまご飯をたいています」「あと30分待ってください」「ご飯ができるまで飴でもいかがですか」
　このように**具体的に**示したり，少しのおやつやお茶で空腹感を満たしたりすると，しばらく落ち着かれます．

※認知症有病率等調査について．厚生労働省社会保障審議会介護保険部会　2013（平成25）年6月6日資料
http://www.mhlw.go.jp/file/06-Seisakujouhou-1230000-Roukenkyoku

・料理や買い物がうまくできなくなったり，食事動作の方法や手順がわからなくなったりすることがあります（**実行機能障害**）．

➡全体を考えて行うことが難しいので，一つひとつの作業が簡潔になるよう配慮する必要があります．食事場面では，食器の工夫をしたり，一口ずつ手渡すようにしたりします（97頁図5-5，6参照）．

> **ことば！** 【実行機能障害】
>
> 記憶や判断力の低下も重なり，計画を立てて同時に作業を進めることができなくなります．献立を考えることや冷蔵庫にある物を思い出しながら買い物をすることができない，いま食べていることを忘れて目に入った物に気をとられる，食事を始められない，食器の使い方がわからないなどがおこります．

・食物以外の物を口に入れたり食べたりすることがあります（**異食**）（判断力・見当識障害）．これは，前頭側頭型でもみられます．

➡✗「食べてはだめ」と怒ることはよくありません．
食物かどうかの判断が鈍ることや，強い空腹感が抑えられないこと，口で吸ったり噛んだりすることで気分を落ち着かせていることなどが原因でおこりますのでそれぞれで対応が必要です．

➡○「するめをどうぞ」
目の前にあるものを何でも口に入れる対象者に対しては，目の届くところに食物以外の物を置かないことが基本です．服や指などを口に入れてどうしても抑えられないときには，職員の目の届くところで，するめやこんぶなど噛めば噛むほど楽しめるような食物を提供したり，手作業や運動などで気分転換を図ったりすることもよいでしょう．

> **ポイント！** 【異食】
>
> タオルや指など独自のこだわりがある場合があります．筆者の勤務する施設でも，服の裾の糸を引っ張り出したり，食堂の壁紙を破ったりして，飲み込むわけではなく口の中でずっと噛み続ける人がいました．理由を尋ねると「口が寂しい」ということでしたのでするめを提供したところ，満足して長い時間楽しまれていました．また，簡単な貼り絵を提供し気分転換にも努めました．このような人は，取り上げて怒っても，タオルがだめなら服，服がだめなら指，というように違うもので代用します．強迫的な行動になる前の早い時期に対応していくことが重要です．

2) レビー小体型

・お皿の模様が虫に見えて食べられないことがあります（**幻視**）．

➡︎✕「虫ではないから大丈夫」と食事を促すことはよくありません．
ご本人には虫に見えているので，説明しても納得できません．

➡︎◯「お皿を変えますね」
食器を無地にするとよいでしょう．虫に見えていることを黙っていて拒食の原因がわからない人もいます．レビー小体型では幻視があることを知っていれば対応できるかもしれません．

・1日のなかで，よくわかっているときとそうでないときがあります（**日内変動**）．

➡︎✕定時に無理やり食べてもらうことはよくありません．

➡︎◯食事の時間をずらして，よくわかっているときに食べてもらうようにします．

・**パーキンソン病の症状**が出て，自分で食べられないことがあります（筋肉のこわばりや動作緩慢，手足のふるえ，表情のとぼしさ）．

➡︎手足の曲げ伸ばしや，前屈，立ち座り，歩行など大きな動作を練習し，関節が固まったり筋肉が弱ったりしないようにしましょう（77～80頁の運動もよいでしょう）．また口周囲の筋肉を「アー，イー，ウー」と大きく動かしたり，発声を促したりすることも大事です（84～86頁参照）．

3) 前頭側頭型

・同じ食物を繰り返し食べたり，甘い物に執着したりして短期間に太りやすい傾向があります（**常同的食行動，偏食**）．食欲が増加して**過食**になることもあります（嗜好の変化，自制力の低下，病識の低下）．

➡︎このような偏食の多くは半年ほどで治まるとされていますが，あまりに激しいときには栄養も偏りますので，カロリーの低い甘味料や甘い味の栄養補助食品などで補うようにしましょう．

・集中力がなく食事を中断したり，席を立って歩き回ったりすることがあります（**注意力障害**）．

➡**✕無理に座らせたり，しつこく声をかけたりすることはよくありません．**

➡**〇落ち着いて食べることに専念できる環境を整えます．**

集中できない理由をまずは突き止めて対応しましょう．気をとられる対象が人なのであれば1人席や壁に向いた席，カーテンに囲まれた居室がよいでしょう（**図5-2ab**）．音なのであればテレビを消した静かな場所や，職員1人だけが適切に声かけできる環境にしましょう（**図5-2c**）．

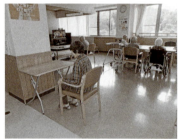 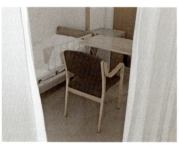 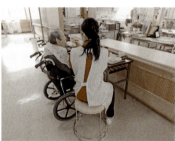

a 1人席　　　　　　　　b カーテンに囲まれた居室　　　c 職員1人での声かけ

図5-2　環境調整

・早くかき込んで食べてしまい，窒息や誤嚥を繰り返すことがあります（**自制力・判断力の低下**）．

➡**声かけでは対応できません．かき込むことができないように介助や食具の工夫が必要です**（**図5-3**）．また，同じ食品による窒息は繰り返すことがありますので注意してください．

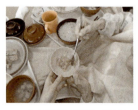 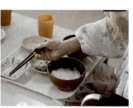 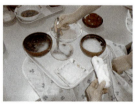 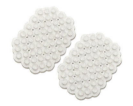

a 1品ずつ手渡します　　b 小さじスプーンやお箸にします　　c 食べやすい食物形態にします　　d 両面吸盤シートで机に皿を付けます（発売元：plus1）

図5-3　早食いやかき込みへの対応

4) 脳血管性

脳の損傷部位によって特徴が異なり，脳卒中の後遺症としての**失認・失行**や，手足や喉の麻痺などを合併した障害が出現しやすくなります．

・おもにトレー上の左側の物を残すことがあります（**左半側空間無視**）（図5-4）．

➡声かけや，トレー上のお皿を入れ替える介助をします．

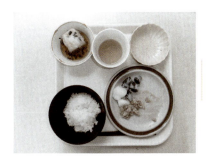

図5-4　左半側空間無視の人の食後のお膳

・食物のサイズに比べ過剰に大きな口を開けたり，コップからうまく飲めなくなったり，飲み込み方がわからなくなったりすることがあります（**口顔面失行**）．

➡このタイプの人は，道具の使用も難しい（**観念運動失行**）ことが大半です．一口大のおかずやおにぎりにするなど食べやすい工夫をしてください．水分にはストローやシリンジもよいでしょう（98頁「4）終末期の段階」参照）．

ことば！　【失認・失行】

脳の損傷部位によっておこる後天性の障害で，感覚障害や運動障害，意識障害などが原因とはいえないものです．よくみられる失認には，ほかに左半側身体失認（左半身を忘れている）があります．失行には，構成失行（積み木がうまく積めない），観念失行（体の使い方がへた）などがあります（26頁「摂食嚥下過程において問題となる失行・失認」参照）．

・よだれが増えたり，口腔内に多くの食物残渣が見られたりすることがあります（**舌や唇の麻痺**）．

➡認知症が加わることで，より症状が目立つようになります．嚥下体操や唇や舌に対する運動（84〜88頁図4-10〜17参照）を行います．

> **ポイント！** 【行動障害の理由を探る】
>
> 認知症のタイプによってどのようなことがおこりやすいのかをよく知っておくと，行動障害として現れたときに**理由を探り対応を考える**ことができます．
>
>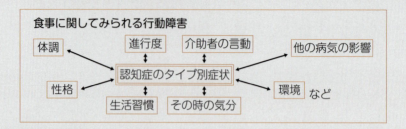
>
> 「食事が配られているのに食べようとしない」行動があった場合，「認知症が重度だから」ではなく
> ・隣の人が気になる　　・まぶしい　　・たくさん着ていて暑い　・眠い
> ・朝は食欲がもともとない　・介助者が嫌い　・見た目が気に入らない　・虫が見える
> など，いろいろな原因を推測して対応を考えていきましょう．

大事なことは，食べられるかどうかだけではなく，**食べる前や食べ方にも対応すべきことがある**と知っておくことです．

3　認知症の進行段階における症状と対処方法

認知症は進行性ですので，残念ながら徐々に症状が変化していきます．

1）初期の段階

認知症のタイプ別に異なった症状が出現しやすい段階です．食事の際，**口に入る前に生じる問題**（食事したことを忘れる，集中できないなど）が多いでしょう．

2）中期の段階

道具の使用が難しくなったり，食物かどうかの判断があいまいになったりします．**食事自体で声かけや誘導が必要**となってきます．この段階になると，見守りの態勢を整えていく必要が生じます．図3-54〜56（65〜66頁）で紹介した食具をうまく利用しましょう．**なじみのある物品の使用**や**行程を減らし**スムーズに使える**食具**（図5-5）の提供がよいでしょう．

異食や早食い，かき込みなど，窒息や誤嚥の危険が高まる症状が出現したらとくに注意が必要です．不安やストレス，不適切なケアなどにより2次的要因として，妄想や攻撃性，多動などさまざまな周辺症状が出現すると考えられるため，安心して過ごせる環境を作っていくことがたいへん重要になります．

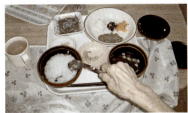
a 曲がりスプーン

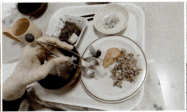
b スプーン箸

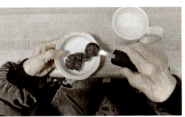
c 太柄にしたスプーン

図5-5 使いやすい食具の例

3) 末期の段階

　認知症のタイプ別に異なっていた症状はなくなって**嚥下機能自体が障害**され，むせや食事時間の延長がみられます．この段階になると，食べる意欲が低下し，食べ方がわからない，自発動作が少なくなるなどの症状がみられ，自分で食べることが難しくなるため，介助が必要となってきます．誤嚥予防のために，**食物形態の検討**や，食べ始めを助けて**自発動作を誘導**するといったさまざまな対応（図5-6）が必要となります．誤嚥の危険も高くなりますので，しっかり対応していきましょう．残っている機能をいかに引き出し，「食べることを支援する」介助ができるかどうかがポイントとなります．

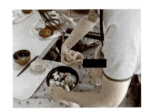
a 手で持たせたスプーンを，自分で食べ始めるまで介助して口に運びます

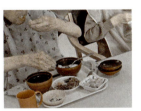
b 手づかみであれば食べられる人もいます．窒息しない一口サイズにしましょう

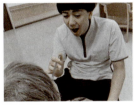
c 目で見たものを真似できる人には「アーン」を見せましょう

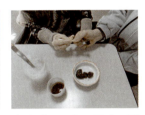
d スプーンを一口ずつ手渡すと食べられる人もいます

図5-6 自分で食べるよう促すときの対応

　認知機能の維持・改善のために，**生活リズム**を崩さないようにしたり，体操や運動，趣味活動などを行ったりして**活発に過ごす**ことは，より長く安全に食べることにつながります（100頁「**4** 認知症の進行予防のための活動」参照）．

・その他の対応
　・黒地の食器に白いご飯を盛るなどの**視覚**的にわかりやすい工夫
　・**食べ始めに，酢の物や果物，甘い物，好きな物などから提供する**ことや，香辛料やゆずなどを加えるような**味覚・嗅覚**への工夫
　・よく食べる人と同じ席にして，つられて食べるようにするなど**環境**への工夫
　・スプーンに噛みついて危ない人には，シリコーン製のスプーンにするなど**食具**への工夫
　などさまざまな面から対応していきましょう．

4）終末期の段階

　意識レベルが低下し，ぼんやりとして口腔内の食物を飲み込むまでに時間がかかるようになります．意識レベルの改善方法としては，41 頁「5-1) 覚醒は大丈夫？」を参考にしてください．その他としては，**姿勢の調整**や**口腔内でまとめやすい工夫**（図 5-7）をしたり，**食物の送り込みを助ける道具**を使用（図 5-8）したり，**本人に直接刺激**（図 5-9）したりといった対応も必要となります．

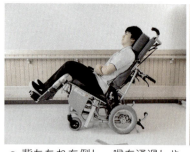

a 背もたれを倒し，喉を通過しやすくします（54 頁「ポイント！」【リクライニング車いす】参照）．

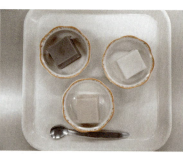

b 十分に食べられないときは**栄養補助食品**に変えます（69～70 頁図 3-60～62 参照）．冷たいと刺激になり飲み込みを促す場合があります．

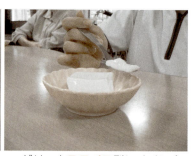

c ゼリーを**スライス**型にすくい食塊にします（60 頁「ポイント！」【スライス型ゼリー】参照）．

図 5-7　食物をなかなか飲み込まないときの対応

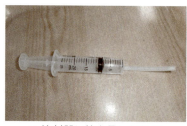

a 注射器に管を足したもの

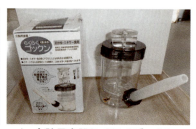

b 介助用食器らくらくゴックン〔発売元：斉藤工業(株)〕おかゆやミキサー食を対象者の舌根部まで送り込む道具です．

図 5-8　食物の送り込みを助ける道具

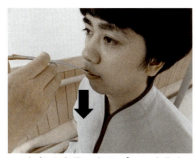 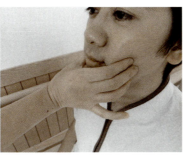 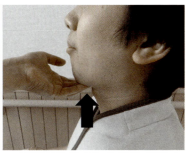

a もう1度そっとスプーンを入れて，舌の中央あたりで下へ圧迫すると，口腔から咽頭への送り込みを誘発できます．頭が下がるほど強く圧迫してはいけません．

b 入れ歯のない人では，両頬を手ではさみ優しくもんでみます．口腔内圧が上がったり，唾液腺が刺激されたりして，送り込みを誘発できます．

c 下顎の軟らかいところが硬くなっているときには，舌を下に押し付けて，口腔内にできたスペースに食物をためています．そこを指の腹で押し上げてみてください．舌が上がり，送り込みを誘発できます．頭が上がるほど押し上げてはいけません．

図 5-9 食物をなかなか飲み込まないときの本人への対応

ポイント！【食物の送り込みを助ける道具を使用する際の注意】

図5-10のように，介助者がノズルを対象者の舌根部へ入れて食物を送り込むため，**一口量**やノズルの**挿入位置**が重要となります．やみくもに入れるのではなく，「一口量はこのくらい」「どこまで口腔内に入れるとよい位置になるか」と職員全員で確認・統一しておく必要があります．

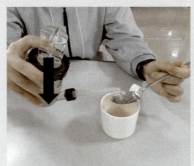 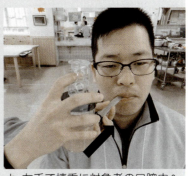

a 適切な一口量となるよう，右手の圧のかけ方を確認します．

b 左手で慎重に対象者の口腔内へノズルを挿入し，良い位置でピストンを押してノズル内の食物を注入します．

図 5-10 らくらくゴックンを使った口腔内への送り込みの注意

ポイント！【なかなか飲み込まない場合】

口内で冷めたり，温まったりして人肌になった食物は嚥下反射を誘発しにくくなりますので，なかなか飲み込まない場合は，一度スプーンで優しく取り出して，改めて次の一口を入れてください．

この段階では自分では不調を訴えることも難しくなるので，**健康管理**も最重要課題となってきます．全身状態の悪化は食事を中止する原因となります．脱水や便秘，低栄養，口腔内の問題などでも全身状態を悪化させてしまうので，日ごろから普段と違う様子がないかを把握しておくようにしましょう．

5) 経口摂取可否の最終判断

最終的には「いつまで食事を続けるのか」という判断をするときが訪れます.

経口摂取の利点は，口腔・咽頭の機能が保たれて口腔内の自浄性が維持されること，言動が少なくなっても食べていることで家族が満足することなどがありますが，肺炎を発症しないように注意しなくてはいけません.

「誤嚥しないようにする．誤嚥しても肺炎にならないようにする」ために,
①口腔ケアの徹底
②職員全員の食事介助の知識・技術の向上
③食事時の姿勢管理
④適切な食物形態や適量の選択
⑤体調管理
⑥体力維持（座位時間や呼吸管理など）
⑦栄養状態の改善

などに取り組みます．認知症の進行に伴い，家族に現状や誤嚥のリスクを十分説明し，胃瘻の選択も含めて今後の方針を一緒に決定していきましょう.

4 認知症の進行予防のための活動

年代によって，なじみのある行事や習い事，遊びは変わります．入所者にアンケートをとって，なじみのある活動を把握しましょう.

1) 個別の活動

対象者になじみや興味があり継続していくことができる意味のある活動を選びます（図5-11）.

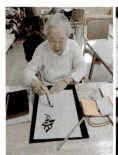
習字

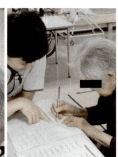
塗り絵　脳トレーニング

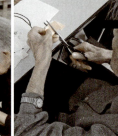
貼り絵

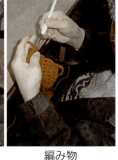
編み物

図5-11　認知症の進行予防のための活動

> **ことば！** 【意味のある活動】
>
> 認知症予防には，興味がある，以前していた，趣味である，していて楽しいなど，その人にとって意味のある活動のほうが効果があります．悩みを忘れたり，幸せな気持ちになったりできる活動は本人にしかわからないものです．その人にとって意味のある活動を思い出してもらったり，新たに作っていったりすることが大事です．やりたいことができることで，人は健康であると実感し満足することができるという好循環を作っていきます．

2）手続き記憶を利用した活動

手続き記憶により，重度の認知症で手芸活動が難しくなっている人でも容易にできる活動があります．

(1) お手玉（図5-12）

施行のヒント：2つのお手玉でできたら，数をかぞえたり，歌ったり，あるいは足踏みしたりしながらなど2つの活動を一緒にしてより刺激しましょう．全身運動であり息もはずみます．

効果：集中力，手足の運動，体力，情動に働きかけます．

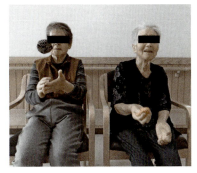

図5-12　お手玉

> **ことば！** 【手続き記憶】
>
> 長期記憶の一種で，自転車に乗ることや楽器の演奏など，繰り返しの学習や練習によって身につけた技能やノウハウです．いわゆる「体が覚えている」状態です．

(2) そろばん（図5-13）

子どものころに習った人が多く，男性でも取り入れやすいと感じます．

筆算はできなくても，そろばんを見れば手が動く人も少なくありません．

効果：全身運動にはなりませんが，手先の細かい動きや前かがみの練習になり，集中力を高めることにつながります．また，字を書くことで知的な刺激になります．

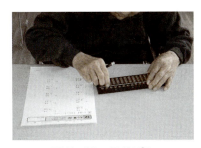

図5-13　そろばん

(3) かるた（図5-14）

お手玉と並び人気の高い活動です．グループで楽しめます．

施行のヒント：読み上げる役割を作ることができます．枚数を加減しましょう．

効果：集中力，他者との交流，前かがみの姿勢，発声などに働きかけます．

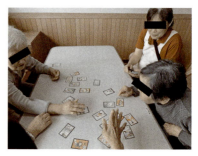

図5-14　かるた

3）歌（図5-15）

脳において歌う領域と話す領域は異なるため，失語の人でも歌うことはできます．

施行のヒント：普通に歌うだけでなく，踊ったり，歌詞をゆっくり読んだり，テンポを変えたりして刺激します．「籠の鳥」「南国土佐を後にして」「ふたり酒」「星影のワルツ」「夫婦春秋」「さざんかの宿」などが人気です．

効果：発声，呼吸，情動に働きかけます．

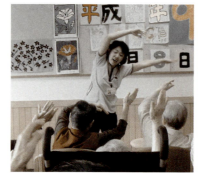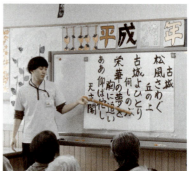

図5-15　歌

ポイント！【楽しい活動】

楽しく笑ってできる活動は意欲や関心にも大きく影響を及ぼすため，上記のような活動は積極的に取り入れたいものです．活動を促すことで，日中の生活リズムの獲得や，嚥下にも必要な体力，前かがみの姿勢，集中力などを維持・改善することができます．道具の使用は，スプーンや箸動作など食べる動作の改善にもつながります．知的な作業や他者との交流は認知症の進行予防になります．

【参考文献】
1) 東嶋美佐子：認知症に伴う摂食・嚥下障害への対応．摂食・嚥下障害への作業療法アプローチ（東嶋美佐子編），医歯薬出版，2010，pp241-251．
2) 小川敬之：定義と分類・症状．認知症の作業療法（小川敬之ほか編），医歯薬出版，2009，pp43-54．

3）福永真哉：認知症・高次脳機能障害がある時の食事介助．第4分野摂食・嚥下リハビリテーションの介入Ⅱ 直接訓練・食事介助・外科治療（日本摂食・嚥下リハビリテーション学会編集），医歯薬出版，2011，pp84-92．
4）小谷泰子：嚥下機能評価のポイント．認知症患者の摂食・嚥下リハビリテーション（野原幹司編），南山堂，2011，pp28-33．
5）野原幹司：食事支援．認知症患者の摂食・嚥下リハビリテーション（野原幹司編），南山堂，2011，pp69-92．
6）渡辺展江，佐藤範幸：高齢者領域における和の作業療法．作業療法ジャーナル46（10）：1282-1286，2012．

第 6 章

食事介助について学ぼう！

1 介助者の食事介助技術を向上させる目的

　誤嚥予防のためには安全に食べるということが重要です．**介助での食事は，介助側・介助される側の協働作業**（図6-1）であるため，介助される側への対応と同時に，介助側も**食事介助技術**を向上させるようにしましょう．

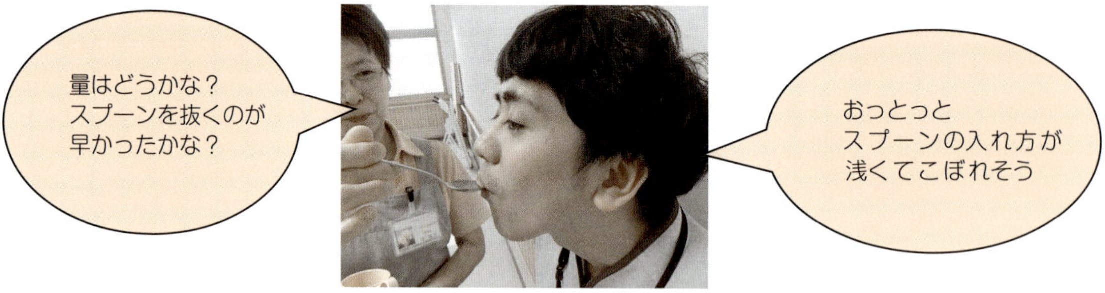

量はどうかな？
スプーンを抜くのが
早かったかな？

おっとっと
スプーンの入れ方が
浅くてこぼれそう

図6-1　介助での食事を体験している様子

(1) 介助される側の状況

　介助を要する人は，すでに認知症が進行していたり，嚥下機能の低下があったりして誤嚥しやすくなっていることも多いと推測されます．そのため，誤った介助で，食べにくさが増したり，食べる意欲をそいだりすると，余計にむせたり食事に時間がかかったりして悪循環につながるリスクが高くなります．

(2) 介助する側の状況

　学校や職場で食事介助技術を学ぶ機会は少なく，多様な問題に対応できるスキルが実際には乏しいと推測されます．したがって，誤った介助で**悪循環を作ることも多いのでは**ないでしょうか．
　つまり，スプーンでの食事介助，コップでの水分介助にはともに，摂食嚥下に対する知識はもちろんのこと，安全に食事介助ができる技術も必要です．本章で，「食べさせる介助」から「食べる援助をする介助」へと技術を高めていきましょう．

2 食事介助技術のポイント

1) 食べさせる人と食べる人の位置関係

　口からこぼれたりむせたりする人はより注意を要するため，まずは正面（図6-2a）や，横からであれば口腔内がよく見える位置（図6-2bc）に座って様子をしっかり把握しながら，スプーンをまっすぐ口に入れるように介助すると失敗が少ないでしょう．

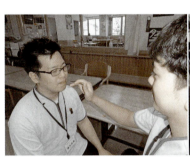
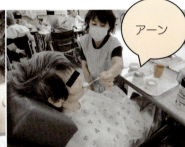
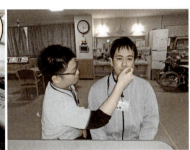

a　正面からの介助　　　　　　　bc　口腔内が見えるように座った横からの介助

図6-2　食べる人との良い位置関係

(1) 正面から介助する場合

・お互いに顔がよく見えるため，緊張感を与えるかもしれませんがアイコンタクトはとれます．食事の邪魔にならないように慎重に話しかけたり，笑顔で対応したりすれば安心感を与え，食事にも集中しやすくなります．介助者が「アーン」と口を開ける様子を見て真似ができる人もいるでしょう．
・口腔内に食物が残っているかどうかがよく見え，次の一口を入れるタイミングが計りやすいです．
・スプーンをまっすぐに口に入れやすいです．

(2) 横に座って介助する場合（図6-3）

・面と向かっていないため食べる人に緊張感を与えません．
・自分で食べられ見守りのみ必要な人や，介助でも問題なく上手に食べられる人にはよいでしょう．
・スプーンをまっすぐに口に入れることは，意識しないと困難です．
・次の一口を入れるタイミングが計りにくくなります．
・慎重な介助を要する方に横から介助する場合は，位置を工夫しましょう（図6-2bc）．

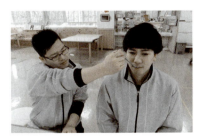

図6-3　口腔内が見えにくい横からの介助

(3) よくない介助の例

〈介助者が立った状態で介助する（図6-4）〉

スプーンを抜く際，食べる人の顔が上向きになりやすい欠点があります．

- 頸部が伸展して前面が引っ張られることによって，喉がごっくんと挙上することを阻害します．
- 喉の奥へ食物が落ちてむせの原因となります．

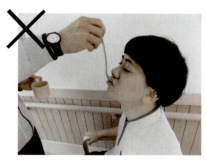

図6-4　介助者が立っている介助

2）スプーン介助

(1) 一口量

一般的な一口量は，**固形物ではティースプーン1杯**（**図6-5**中央）といわれています．

- 一口量が少ないと，嚥下反射が喚起されにくくなかなか飲み込めません．
- 逆に多すぎると窒息や誤嚥の危険が高まります．

図6-5は，筆者の勤務先の職員が自分で食べるために無意識にすくった量です．このように自分が思う一口量は，性別，体格，性格，習慣など人によって違います．介助される人の過去の誤嚥での入院歴や，口腔内の広さなどと合わせて判断する必要があります．

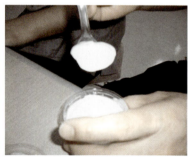 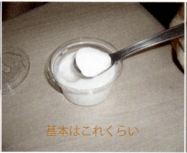 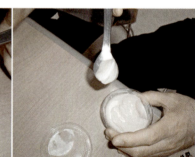

図6-5　人による一口量の違い

(2) スプーンの方向

口唇中央に**まっすぐに**持っていきます（図6-6）．

①正面からの介助の場合

　図6-6の右端のようなスプーンの持ち方になります．

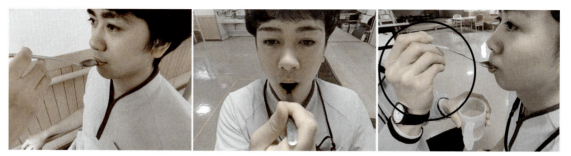

図6-6 正面からのスプーンの方向と持ち方

②横からの介助の場合

「まっすぐ」を意識すると，介助者の位置によっては**図6-7**のような持ち方になります．

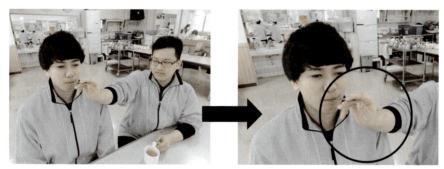

図6-7 横からのスプーンの方向と持ち方

〈よくない介助の例〉

スプーンの方向が横からやななめからなどになると（**図6-8**），スプーンが口腔内にしっかり入りにくく，食物は舌の先や下に落ちて口の奥へスムーズに送り込めなくなります．ただし，吸い込むように食べたり，少量のみ食べたりする人は口唇でスプーンをとらえるため，スプーンの方向は横からが妥当な場合があります．

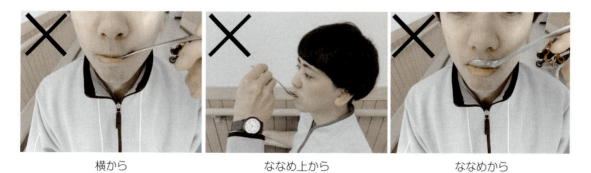

横から　　　　　　　　ななめ上から　　　　　　　ななめから

図6-8 間違ったスプーンの方向

2 食事介助技術のポイント ◆ 107

(3) 口腔内でのスプーンの位置（スプーンを置くところ）

①口腔内を見て**舌**を確認しましょう．

　食べようと口を開けると，舌は，下の前歯に舌先を当てて支点にし，その後ろをへこませて食物を受け入れる準備をすることが一般的です（図6-9）．この**へこんだ部分**にスプーンの前方を沿わせるように置くことをイメージしてください．

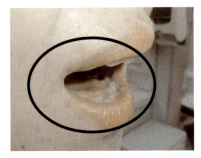

図6-9　食べようと開けた口腔内の様子

②一般的には，**舌の中央から前方**にかけてスプーンを軽く**下方へ圧迫しながら**置きます（図6-10）．カレースプーンは大きいため下唇中央部にスプーンのくぼみを置くとよいです．

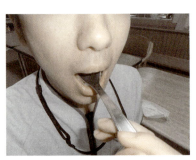

図6-10　スプーンの位置

ポイント！【舌の下方への圧迫】
このときの舌に対する下方への圧迫は，口唇を閉じることを促し，咀嚼を始めるスイッチにもなるため意識して行いましょう．

③応用編：舌が丸まっている場合（図6-11）．

　入れ歯が装着されていないと，上下の唇が内側へ入り，舌も丸まって奥へ引かれていることがあります．このときに，舌の下へ食物を落とすと，それを舌の上に上げてから食塊を作ることになり，難しい作業になります．この場合は，星印の位置に置いたスプーンを前に引き出すように圧迫しながら置くようにしてください．

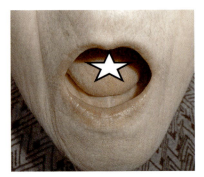

図6-11　舌が丸まっているとき

④応用編：熱い食物の場合（図6-12）．

　おかゆなどの場合は，スプーン全部を口に入れず下唇にスプーンを置いて，本人が上唇で確かめ調整して取り込めるようにします．いきなり全部を入れると火傷します．この場合，スプーンをただ浅く入れたときと違い下唇でスプーンを支えているので，上唇できちんと取り込めます．

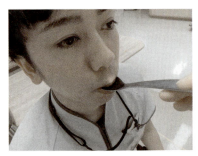

図6-12　熱い食物のとき

> **ポイント！**　【スプーンの入れ方】
>
> 図6-13は健常者が無意識に食べるところです．とくにゼリーのように軟らかい食物の場合は，多くの人がスプーンをまっすぐに口に入れ，舌の中央から前方にかけて当てています．スプーンがすべて入っている人もいればそうでない人もいます．介助するときは，口腔内の大きさや，**上唇の取り込み具合**を見て決めてください．右端の人のように，スプーンの方向がななめであったり，入れ方も浅かったりする人もいましたが，介助されるときには取り込みが難しく違和感があります．
>
>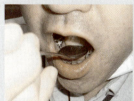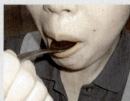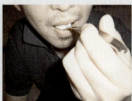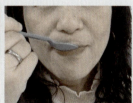
>
> 図6-13　健常者のスプーンの位置

〈よくない介助の例〉

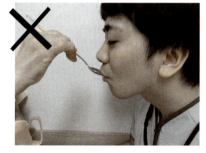

図6-14　スプーンの挿入が浅いとき

スプーンの挿入が浅い介助はよくありません．
上唇で無理に取り込んだり，頸部が前に出たりして余分な力を使わせることになります（図6-14）．疲れたり，頸部が前に出たりするとむせやすくなります．上唇での取り込みがスムーズにできるよう，舌の中央から前方にかけてスプーンを置くことがポイントです．

(4) スプーンを取り出すタイミング

スプーンを上唇でしっかり取り込んで，**上下唇を「ん」と閉じたあとに，ゆっくりと水平に滑**らせるように引き抜きます（図6-15）．

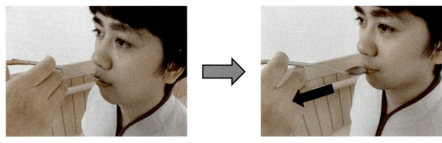

図6-15　スプーンを取り出すタイミング

〈よくない介助の例〉

　スプーンをさっと入れてさっと引き抜く介助はよくありません．

　早く抜きすぎて口が閉じる前なので，こぼれないように介助者が上唇でこそぐような状態になります．繰り返して

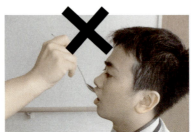

図6-16　上唇でこそがれるのは不快

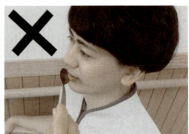

図6-17　口元をスプーンでぬぐわれるのは不快

いると，上唇で食物の取り込みをしなくなったり，スプーンにつられて顔が上向きになり，口唇も閉じず咀嚼が不十分になったりする危険があります（図6-16）．

　口から食物がこぼれることも多くなるでしょう．そのために，口唇周囲についた食物をスプーンでぬぐい取ることが再々必要となります（図6-17）が，これは介助される側にとって不快に感じます．おしぼりやティッシュペーパーなどで，そっと押さえるようにしてふき取るとよいでしょう．

3) 水分介助

　高齢者の水分の一口量は，**カレースプーンと同じ10〜15cc**が適量です．

(1) スプーンでの介助

　施設だと，水分はトロミをつけて，スプーンで介助していることが多いと思います．トロミがついたものでも水分ですので，一口はカレースプーン1杯となります．もしも，水分介助に使用しているスプーンが5cc程度のティースプーンであれば，通常より少量の水分となり，塊と感じられず飲み込みにくくなります．むせやすい人や，大きく口の開かない人には少量がよいと思いますが，とくに疲れやすい人には，水分はカレースプーンで，固形物はティースプーンでと使い分ける必要があるといえます．

> **ポイント！【水分介助】**
> コップ1杯180ccの水を飲ませるとすると，15ccのカレースプーンなら12回ですが，5ccのスプーンなら36回となり，飲み込みにくい少量の水をその回数だけがんばって飲んでもらっていることになります．ちなみに，筆者の勤務先の女性職員がコップで普通に飲むと10口で，男性職員は6口でした．

(2) コップからの介助

むせのない人が対象となりますが，**介助される側がさらに口唇を使って水分の流入スピードと量を調整できるように，慎重に介助することが基本**となります（図6-18）．

① まず下唇にコップのふちをしっかりと載せ，上唇中央部が水面に触れるまで傾けます．
② 水面に上唇が触れたら次のようにしてください．
・温かいものは，自分で流入スピードと量を調整して飲み込むため，そのままで保ち，介助者が注ぎ込まないようにします．飲み込んだことを確認したら再度コップを傾けて次の一口へ進めます．
・冷たいものは，上唇の動きとごっくんの様子を見ながら少量ずつ注ぎ込んでもよいでしょう．

〈よくない介助の例〉
コップを歯に当てると，唇でとらえにくくなりますので当てないように注意してください．

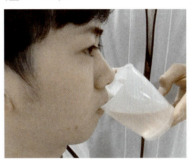

図6-18 コップでの水分介助

4）飲み込みの確認

(1) 確認ポイント

・スムーズに口腔内から喉へ送り込んでいますか？ 何回も飲み下していませんか？
・口に取り込んだまま溜めていませんか？ 飲み込みにどれくらい時間がかかっていますか？
・飲み込まず噛み続けていませんか？
・上へ向いて送り込んでいませんか？
・食物が口腔外へ流出していませんか？

(2) 飲み込まずに長いあいだ口腔内に食物がある場合

① 原因
食物が噛み砕けず咀嚼し続けている場合と，舌の中央部に集めた食物を舌の動きで奥へ送れない，または送らない場合でおこります．
② どうしたらいいの？
・ムースやゼリー食にするなど，食物形態を飲み込みやすいものにしましょう．
ゼリーは小さく砕かずスライス型に切り取って，口に入れてください（60頁「ポイント！」

【スライス型ゼリー】参照）．
- 車いすをリクライニング型に変えて背もたれを倒して姿勢の調整をしましょう（54頁「ポイント！」【リクライニング車いす】参照）．
- 一口量を調整してみましょう．一口量が多い・少ないなど適量でないことも考えられます（106頁「（1）一口量」参照）．

（3）口腔内から送り込んだものの，一部が喉に貯留して食道へ入りきれていない場合
①症状と原因

　これは**嗄声**（ガラガラ声）になったり，喉で**ゴロゴロと音**がしたり（19頁「ことば！」【ゴロ音】参照），呼吸が乱れたりすることでわかります．喉に少しでも食物が残っていると声帯に影響するためです．したがって，口腔内には食物がなくても飲み込んだあとにときどき「アー」と言ってもらったり，問いかけに返事をしてもらったりして，**声が変わっていないか確認**する必要があります（**図6-19**）．

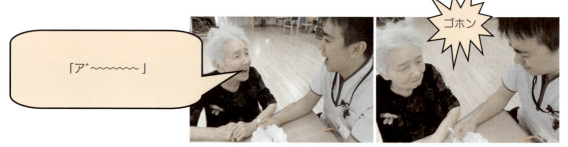

図6-19　喉に貯留物がないかの確認と対応

②どうしたらいいの？
- 「ゴホン」と大きく**咳払い**をしてもらったり，大きな声で「ハッ！」と言ってもらったりします（**図6-19**）．
- 食物なしに，何度かごっくんしてもらいます（**複数回の嚥下**）．ごっくんと同時にうなずくとよいときもあります（**うなずき嚥下**）．
- 水分と固形物を交互に飲んでもらいます（**交互嚥下**）．
- 片麻痺の人では麻痺側の喉に引っかかることがありますので，**麻痺側**に顔を向けて飲み込んでもらうと，貯留を防ぐことができます．

　これらを行い，ふたたび声の変化や呼吸の変化を確認します．きれいな声に戻り，呼吸が落ち着けば，次の一口へ進みます．もし，ガラガラ声が毎食あるようなら，前頁「（2）飲み込まずに長いあいだ口腔内に食物がある場合」の方法を加えてください．

5）食物残渣の確認

　食事中または食後に，唇と歯ぐきのあいだ，頬の内側，口腔内に**食物残渣**があります．

なぜ食物残渣があるの？

①咀嚼の段階に問題があるからです．
②口腔内で食塊にまとめる段階に問題があるからです．
③まとめた食物を喉の奥へ送り込む段階に問題があるからです．
④これらの複数に問題があるからです．

どうしたらいいの？

①咀嚼の段階の問題

　食物の大きさや形態が合っていない可能性がありますので**食物形態を検討**しましょう（59頁「ポイント！」【食物形態】参照）．

②食塊にまとめる段階の問題

・きざみ食はまとまりにくいものです．**トロミ**の白湯を混ぜたり，きざみはやめてムース食（ゲル状）にしたりするなど調整が必要です．
・ゼリーでも小さく砕くとまとめにくくなります．スライス型に切り取ってください（60頁「ポイント！」【スライス型ゼリー】参照）．

③喉の奥へ送り込む段階の問題

・車いすをリクライニング型にして**背もたれを倒します**（54頁「ポイント！」【リクライニング車いす】参照）．
・喉の奥へ食物を送り込む道具を使用します（99頁「ポイント！」【食物の送り込みを助ける道具を使用する際の注意】参照）．

④食事後の対応

　歯磨きやうがいで食物残渣をきれいに出します（73頁「④口腔ケアをしっかり行いましょう」参照）．食物残渣をそのままにしておくと，食後にベッドへ寝たあとになって，その食物で誤嚥したり窒息したりする危険があります．また，食物残渣は細菌を繁殖させるので，歯槽膿漏になったり，誤嚥した際は肺炎になったりする危険が高くなります．とくに麻痺側の頬の内や，入れ歯には多く残渣がありますので注意しましょう．

6）食事に関して，しなくてはいけないこと・してはいけないこと

①食事は「楽な正しい姿勢で」が基本です．

➡〇食事時には必ずきちんと座れているように，確認し修正しましょう．

➡✕崩れた姿勢のままや，リクライニングを30°以下に倒しての食事はいけません（55頁参照）．

②食事中，食後には，「アー」と発声してもらって，**喉に貯留がないか**チェックする必要があります．

➡〇「アー」でチェックしガラガラ声であれば，咳払いや，水分と固形物の交互嚥下，複数回嚥下などで必ずきれいな声になってから，次の一口へ進めます（112頁参照）．

➡×ガラガラ声のまま次々に食べさせると誤嚥の原因になります．

③技術を習得して**ていねいな介助**を行います．

➡〇・一口量や，スプーンの入れ方，タイミングなど職員の食事介助技術を上げて安全に食べてもらいましょう（105頁「❷食事介助技術のポイント」参照）．
・**誤嚥の危険の高い人や，難しい癖のある人は，技術を習得している職員が介助**するようにしましょう．
・食物形態は口の食塊形成機能に合わせ，難しいときはまずは下げるようにしましょう（59頁「ポイント！」【食物形態】参照）．

➡×へたな介助をすることは，疲れさせ食べる意欲もそいでしまいます．舌でスプーンを押し出したり，スプーンを噛んだり，口を開けないなどの問題を助長させ，食事に余計に時間がかかったり，食べられる期間が短縮したりします．

④**むせは3回まで**と決めておきましょう．

➡〇・筆者の施設では，それまでは問題がなくても繰り返しむせるようなら，1回の食事につき3回でその食事を中止することにしています．**誰でも判断できる基準を作っておく**ことは大切です．
・**むせなくても注意すべき症状を知っておく**ことも必要です〔118頁「3）誤嚥徴候（注意すべき症状）を知りましょう」参照〕．

➡×「全部食べさせなければならない」と思い込んで無理をしてはいけません．誤嚥の怖さを職員全員で知っておきましょう．

⑤**歯磨き**をきちんと行いましょう．

➡〇・歯磨きで誤嚥を予防するという意識が必要です（71頁「5-8）口腔内の衛生状態は大丈夫？」参照）．
・介護予防，認知症予防などさまざまな問題の予防にもなります．意識をもって取り組みましょう．

➡×施設全体で取り組まないと，きちんとケアができないという統計もあります．なんとなくではしっかりと取り組めないということです．

まとめると，「食事の際には，①楽で安全な姿勢をとってもらい，②「アー」で喉がきれいか

確認しながら　③もしもむせたら3回で中止する　④とにかくていねいに介助を続け　⑤食後は歯磨きをきちんと行う」ということです．加えて，ベッドへ寝たあとも誤嚥予防できる姿勢に気を配ることも必要です．

3　職員間での勉強会

1) 職員の技術向上のための施設内勉強会を開催しましょう

　食事介助を必要としている人はむせやすい人であり，介助の失敗で誤嚥性肺炎を引きおこす危険があるということを忘れてはいけません．**「むせずに食べているから介助技術は必要ない」となんとなく食べさせるのではなく，「食べる援助を適切に行う」ために，全員で勉強会を繰り返し開催していく**ことが必要です．1回の失敗が大きな影響を及ぼすため，全員で食事介助技術を上げていきましょう．

　当施設の勉強会で使用している資料をもとに説明します．職員同士で実際に食べさせ合い，感想を述べることで，一定の基準を超えた介助ができるようになっていきます．

①実際に自分で食べることを意識してみましょう

　食べているとき，視線，舌，唇，顎，喉はどのように動いているのか，鏡を見て確かめましょう（**図6-20**）．

・スプーンで
・コップで

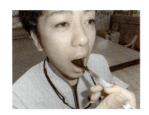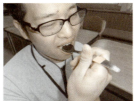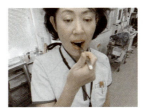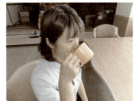

図6-20　自分で動きを確認

ポイント！【自分の食べ方の確認】

・まずは自分がどうやって食べているのかを意識してみる体験が必要です．意識していなくても，意外にスプーンをまっすぐ口に入れていることや，スプーンで舌を下方へ圧迫していることに気づくと思います．
・自分の施設のスプーンの口当たりを知っておくことは重要です（65頁「ポイント！」【スプーンについて】参照）．
　実際に食べてみてスプーンの位置や圧のかけ具合を確かめましょう．

②**実際に他人に食べさせてみましょう**（介助されるモデルは動かず，話もしないようにします）．
「正面から」と「横から」で介助します．
　介助する人：食べさせるのにどこが難しいと感じますか？
　介助される人：人から食べさせてもらって違和感はありますか？
　□　スプーンの大きさ・口当たり
　□　口の中におけるスプーンの位置・角度
　□　スプーンの出し入れのタイミング
　□　一口量
　□　コップの傾き具合
　□　水分の一口量
　□　食事を進める速さ

> **ポイント！**　【他人に食べさせてもらう】
> 食べさせてもらったときに，わずかなスプーンの位置や角度が大きな違和感につながることがわかります．緊張感をもち，慎重に介助をしましょう．

③モデルの人と感想を話し合って，**課題が解決するまで練習**しましょう（**図6-21**）．課題が解決できたら，介助する人と介助される人を交代してください．

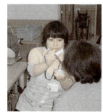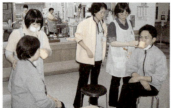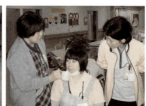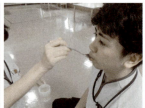

図6-21　介助練習

> **ポイント！**　【介助練習をくり返す】
> 人を代えて繰り返し練習することで，自分の癖がわかりコツがつかめてきます．

2）課題にあがってくると予想される内容とその対応

①「**一口量がよくわかりません**」（106頁「（1）一口量」参照）
　具体的には：一口量が少ない，あるいは多くなっています．
　対応：一般的な適量（固形物はティースプーン1杯）を知っておき，介助される人の体格や形態に合わせて変えてみましょう．

②「**舌のどこにスプーンを置いたらよいのか不安です**」(108頁「(3) 口腔内でのスプーンの位置」参照)
　具体的には：スプーンの位置が浅い，あるいは奥すぎます．
　対応：舌の中央から前に置いてください．

③「**スプーンを口に差し込んだり抜いたりするタイミングが難しいです**」(109頁「(4) スプーンを取り出すタイミング」参照)
　具体的には：出し入れが速すぎます．
　対応：舌の上にスプーンを意識して置き，上下唇が「ん」と閉じるのを待ってから抜いてください．

④「**食事を進める速さがわかりません**」
　具体的には：次々と食物を入れています．
　対応：ごっくんを確認し，介助される人の開口ペースに合わせて次の食物を入れましょう．

> **ポイント！** 【開口ペース】
> 　介助者が「早く食べて」と急かしたり，一度に多量の食物を口に入れたりしていると，窒息や誤嚥の危険が高まるだけでなく，やがて開口を拒否したり，舌でスプーンを押し出したりする行為につながりかねません．食べやすい形態を選択し，適量をスプーンに入れて，本人に見せたり，下唇に載せてトントンと合図をし，本人の開口ペースに合わせて上唇での取り込みを促しましょう．

⑤「**スプーンを噛んでしまうことがありました**」
　具体的には：スプーンを横やななめから入れています．よいタイミングで抜いていません(109頁「(4) スプーンを取り出すタイミング」参照)．
　対応：・スプーンが横やななめから入ると，スプーンの丸みに口がそぐわなかったり，柄の部分が邪魔になったりして噛んでしまうと推測されます．舌や下唇の上でなく歯の上にスプーンがある場合もあります．スプーンをまっすぐに入れてください．
　　　　・口腔内が過敏になっている場合は，シリコーン製の軟らかいスプーンを試してください．

> **ポイント！** 【介助時のポイントおさらい】
> ①一口量
> ②スプーンの位置
> ③スプーンの出し入れのタイミング
> 　以上の3つに注意して，食べやすく感じてもらえるようていねいな介助を心がけましょう．

3）誤嚥徴候（注意すべき症状）を知りましょう

食事中の観察ポイントを以下に示します．これらの症状がみられたときは誤嚥の危険が高いため注意が必要です．漫然と介助を続けず，それぞれに対応をしてください．

①**嗄声**（ガラガラ声やゴロ音）になっています．
　原因：声帯や咽頭に食物が貯留しています．
　対応：水分を飲んでもらったり，咳払いをしてもらったりします．きれいな声に戻ってから次の食物を口に入れてください．

②**たびたびむせ**ています．
　原因：誤嚥している疑いがあります．
　対応：3回大きくむせたら，その食事は中止します．

③口腔内に**食物が残って**いたり，一口に対し**何度も嚥下**したりしています．
　原因：食塊形成や送り込みが難しくなっています．
　対応：食形態の変更や背もたれを倒す必要があります．

④鼻から「グビッ」と音が聞こえたり（**開鼻声**），食物が出てきたりします．
　原因：**軟口蓋の挙上不全**により，食物が鼻へ逆流しています．

> **ことば！**　【軟口蓋の挙上不全】
>
> 8頁図1-4を見てください．嚥下時に軟口蓋が挙上することで鼻腔と口腔との空気の流れを遮断します．脳卒中などで喉に麻痺が生じると軟口蓋が挙上しきらず，鼻腔へ空気がもれて音がしたり，鼻へ食物が逆流したりします．咽頭に食物が流れ込む力が弱まっており，誤嚥しやすくなります．

　対応：軟口蓋を挙上する力を強化する「か」の繰り返し発声や壁押し発声などを行います（85頁「6）発声を用いた口腔・顔面の体操」参照）．

4）介助側が，しなくてはいけないこと・してはいけないことを再確認しましょう

113〜114頁の5項目をもう一度全員で確認しましょう．
①姿勢を調整します．
②「アー」で必ず声を確認します．
③ていねいな介助を心がけます．
④むせは3回までと統一します．
⑤食事後には歯磨きをていねいにします．
　施設全体の取り組みを進めましょう．

5）食事に関する自分の施設の良好な点と不良な点を知りましょう

　施設入所者の現状を把握すると，どの支援が良好でどの支援が不足しているのか**課題**がみえてきます．

- ☐ 平均介護度はいくらですか？
- ☐ 認知症のレベルはどのくらいですか？

認知症高齢者の日常生活自立度の割合などで算出してみましょう．

> **ことば！**　【認知症高齢者の日常生活自立度】
>
> 　介護保険制度の要介護認定で用いられている判定基準です．
> ランクⅠ：何らかの認知症を有するが，日常生活は家庭内及び社会的にほぼ自立している．
> ランクⅡ：日常生活に支障を来たすような症状・行動や意思疎通の困難さが多少見られても，誰かが注意していれば自立できる．
> ランクⅢ：日常生活に支障を来たすような症状・行動や意思疎通の困難さが見られ，介護を必要とする．
> ランクⅣ：日常生活に支障を来たすような症状・行動や意思疎通の困難さが頻繁に見られ，常に介護を必要とする．
> ランクM：著しい精神症状や問題行動あるいは重篤な身体疾患が見られ，専門医療を必要とする．
>
> 〔2006（平成18）年4月3日　老発第0403003号『「痴呆性老人の生活自立度判定基準」の活用について』の一部改正についてより〕

- ☐ 食事動作について
- ・まったく問題のない自立した人は何名ですか？
- ・エプロンやスプーン，特殊な食器などの自助具を準備すれば自力で食べられる人は何名ですか？
- ・食べ始めないことやかき込んでしまうことがあり，見守りや声かけが必要な人は何名ですか？
- ・集中できるよう静かな環境にする，食器の入れ替えをするなど環境調整が必要な人は何名ですか？
- ・食事を自分で摂ることができず，介助されている人は何名ですか？

- ☐ 嚥下能力について
- ・米飯・常食で問題のない人は何名ですか？
- ・米飯・常食ですが，むせや窒息に対して見守りや声かけが必要な人は何名ですか？
- ・軟飯・軟菜の人，トロミ使用・ペーストの人，経管栄養の人はそれぞれ何名ですか？

□ 栄養状態について

低栄養であるリスクの人は何名ですか？

たとえば，筆者の所属施設における2017（平成29）年11月の現状は，平均介護度2.6で，要介護4・5の重度の人は23％，認知症日常生活自立度Ⅲ以上は46％です．食事動作の介助量，嚥下能力，栄養状態は**図6-22**のとおりとなっています．

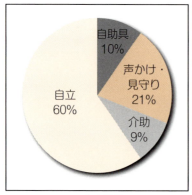
a 食事動作

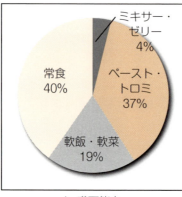
b 嚥下能力

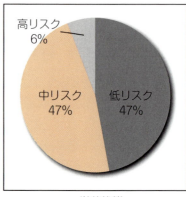
c 栄養状態

図6-22 当施設における摂食嚥下能力と栄養状態の現状（2017年11月）

以上より当施設の課題についてまとめると次のようになります．

①寝たきりの人は少なく，歩いたり車いすで活動したりしている人が多い状況です．
　➡このまま活発に過ごしてもらえるよう，日中の活動を提供していけばよいといえます．

②認知症により生活全般に声かけや介助を必要とする人が約半数います．
　➡認知症によって，食事動作や嚥下にも影響を及ぼしている可能性が高いといえます．

　日中の活動を認知症のレベルに合わせていくつか用意し，進行を予防する必要があります．

③食事動作については，自助具の使用や声かけ・見守り，環境調整，介助が必要な人が合わせて40％程度います（**図6-22a**）．
　➡声かけ・見守りがしっかりできる体制を作り，さまざまな食具を揃えて対応をすることが必要です．

④嚥下能力については，増粘剤使用やペーストの人が37％と意外に多くいます（**図6-22b**）．
　➡この人たちは姿勢や誤嚥性肺炎への配慮が必要な中程度以上の低下のある人です．

　食前の姿勢の修正や，食事介助技術の向上も非常に重要です．

⑤栄養状態については，低栄養のリスクが中リスク・高リスク合わせて53％もいます（**図6-22c**）．
　➡・さらに栄養科と連携して対応していく必要があります．
　　・床ずれのリスクも高く，ベッド上や車いす座位での除圧の徹底や姿勢管理も重要です．
　　・肺炎のリスクも高く，ベッド上での枕の高さの調整やギャッジアップの必要性，歯磨きの重要性も職員全員で共有する必要があります．

入所者の状況は変化していきます．課題を知ることは，誤嚥性肺炎予防対策になります．定期的に調査し，課題を把握して対応するようにしましょう．

【参考文献】
1) 小山珠美：摂食・嚥下障害患者に対する捕食から嚥下までの介助．摂食・嚥下リハビリテーションの介入Ⅱ　直接訓練・食事介助・外科治療（日本摂食・嚥下リハビリテーション学会編），医歯薬出版，2011，pp73-83．
2) 渡辺展江：施設での摂食・嚥下障害に対する作業療法士の役割．摂食・嚥下障害への作業療法アプローチ（東嶋美佐子編），医歯薬出版，2010，pp160-161．
3) 渡辺展江：認知症の人に負担をかけない安全な食事介助．認知症介護18（4）：21-29，2017．

付　録

食べることを支援する機関と団体

　本書の執筆を終えるにあたって，現場で誤嚥性肺炎の予防に奮闘している職員の方々，さらには誤嚥性肺炎に不安をおもちの当事者様やご家族様が，日々の摂食嚥下状態や誤嚥性肺炎について指導や助言を受けたいと思われたときの相談窓口を以下に紹介します．

　ここに紹介した窓口だけではなく，多くの摂食嚥下に関する学術団体や職能団体さらには食品会社や製薬会社などの民間団体などが協力して，「一生楽しく口から食べて生活寿命を延ばしたい」と思われている方々を支援しています．不安をおもちの方はまず相談してみてください．

【1】摂食嚥下関連医療資源マップ

　厚生労働科学研究委託費・長寿科学総合研究事業「高齢者の摂食嚥下・栄養に関する地域包括的ケアについての研究（平成27年度報告書）」（業務主任者：東京医科歯科大学大学院医歯学総合研究科准教授・戸原玄）では，摂食嚥下の問題に対応できる医療資源マップを作成し，ウェブサイト上で公開しています．同研究では，都道府県別の摂食嚥下医療関連登録施設数をまとめています（）[1]．

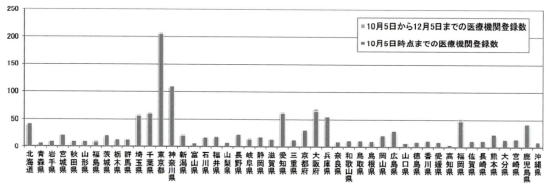

図1　都道府県別摂食嚥下医療関連登録施設数（2016年12月5日時点）[1]

【所在地の摂食嚥下医療関連登録施設を検索する方法】

①インターネット上で「摂食嚥下関連医療資源マップ」を検索します．
　　↓
②上段にある医療機関一覧をクリックします（**図2**）．
　　・右側にある都道府県で絞り込みを行って検索します（**図3**）．
　　↓
③絞り込んだ都道府県の医療機関名，住所，電話番号，「訪問・嚥下訓練・嚥下内視鏡検査・嚥下造影検査」の可否が記載されています．
　　↓
④①のあと，右下にある⇨摂食嚥下関連医療資源マップをクリックすると，地図上で医療機関を検索できます（**図2**）．

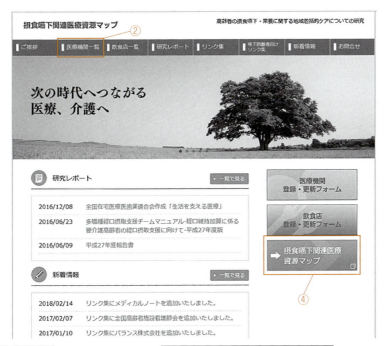

図2　医療機関一覧をクリックします．⇨摂食嚥下関連医療資源マップをクリックします[2]．

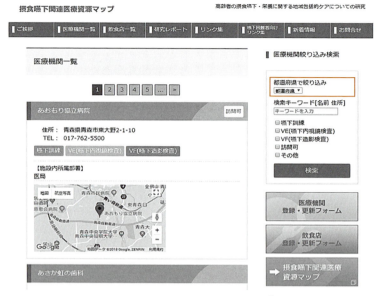

図3　都道府県で絞り込みます[3].

【2】一社）日本作業療法士協会の専門作業療法士 (2018/01/01更新)

　日本作業療法士協会は，2009年度から「専門作業療法士制度」を始動しました．2017年度末には，「福祉用具」「認知症」「手外科」「特別支援教育」「高次脳機能障害」「摂食嚥下」「精神科急性期」「訪問」「がん」の9分野の専門作業療法士が誕生しています．

　専門作業療法士とは，特定の専門作業療法分野において，高度かつ専門的な作業療法実践技術能力，困難な事例に対応できる能力，専門知識や技術の開発研究能力を有する者とされています．

　日本作業療法士協会から「摂食嚥下専門作業療法士」として認定されているのは，2018年1月現在6名（福島県，埼玉県，東京都，三重県，岡山県，長崎県各1名）です．今後も年次ごとに複数の摂食嚥下専門作業療法士が誕生していくものと期待されます．

　摂食嚥下専門作業療法士に相談がある場合は，各都道府県にある作業療法士会に問い合わせれば，摂食嚥下専門作業療法士に連絡がとれます〔日本作業療法士協会のウェブサイト（www.jaot.or.jp）を開き，関連リンクにある都道府県作業療法士会をクリックする（図4）と，各都道府県の作業療法士会のリンク画面になります（図5）〕．

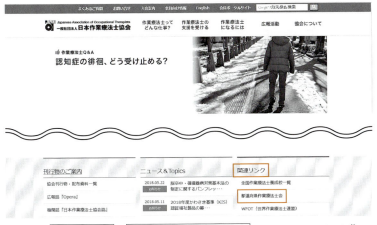

図4　関連リンクの都道府県作業療法士会をクリックします[4].

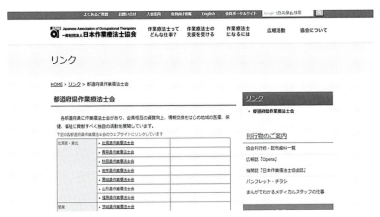

図5　該当する都道府県の作業療法士会をクリックします[5].

【3】一社) 日本摂食嚥下リハビリテーション学会「認定士」と「嚥下リハ相談窓口」

　日本摂食嚥下リハビリテーション学会は，1994年に設立されて2015年には会員数が11,000名を超え，わが国における摂食嚥下の団体としては最大規模です．

　この学会では摂食嚥下認定士制度を設けており，2016年9月現在，全国に1,896名の認定士がいます．認定を受けた職種は，医師213名，歯科医師503名，栄養士58名，看護師280名，言語聴覚士643名，理学療法士31名，作業療法士33名，歯科衛生士113名，その他22名となっています．

　さらに，この学会の評議員が所属する医療機関のうち，一般の方を対象とした相談窓口になると希望があった施設を学会のウェブサイト上で紹介しています．嚥下に関する相談ごとがありましたら，ウェブサイトで近郊の医療機関を検索すると詳細情報を見ることができます．

【相談窓口の検索方法】
①日本摂食嚥下リハビリテーション学会を検索し，嚥下リハ相談窓口をクリックします（図6）．
②近くの医療機関名をクリックします（図7）．

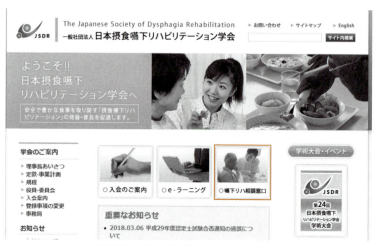

図6　嚥下リハ相談窓口をクリックします[6]．

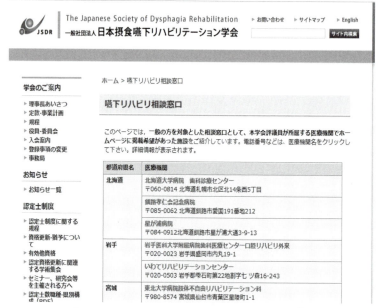

図7　近くの医療機関名をクリックします[7]．

【4】保健・医療・福祉に関して各都道府県に活動拠点をもつNPOおよび団体

【所在地の摂食嚥下に関する活動をしているNPOを検索する方法】

① NPOホームページ／内閣府 を検索します．
　　　↓
② 右側の NPO法人情報ポータル をクリックします（図8）．
　　　↓
③ 右側の もっと詳細な条件で検索する をクリックします（図9）．
　・主たる事務所の所在地を希望する県にします．
　・定款に記載された目的を記入します．
　　（目的例：食，嚥下，摂食嚥下，食事など）（図10）
　・活動分野は「保健・医療・福祉」にチェックをします．

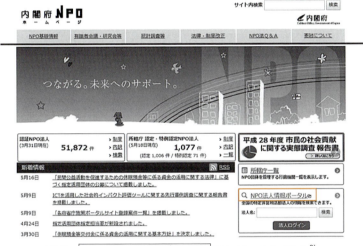

図8　NPO法人情報ポータル をクリックします[8]．

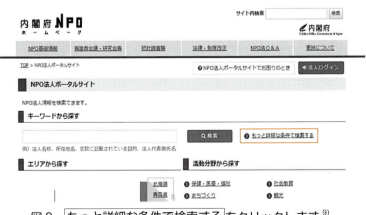

図9　もっと詳細な条件で検索する をクリックします[9]．

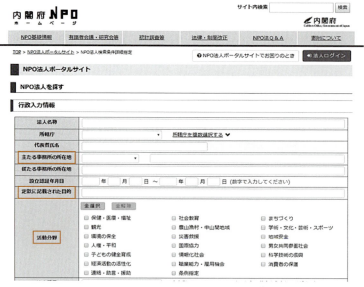

図10 必要事項を記入します[10].

【文献】

1) 戸原玄：高齢者の摂食嚥下・栄養に関する地域包括的ケアについての研究（平成27年度報告書）．2016.
2) http://www.swallowing.link/　（アクセス：2018年6月4日）
3) http://www.swallowing.link/hospitals　（アクセス：2018年6月4日）
4) http://www.jaot.or.jp/　（アクセス：2018年6月4日）
5) http://www.jaot.or.jp/link/todofuke.html　（アクセス：2018年6月4日）
6) https://www.jsdr.or.jp/　（アクセス：2018年7月4日）
7) https://www.jsdr.or.jp/consult/　（アクセス：2018年7月4日）
8) https://www.npo-homepage.go.jp/　（アクセス：2018年6月4日）
9) https://www.npo-homepage.go.jp/npoportal/　（アクセス：2018年6月4日）
10) https://www.npo-homepage.go.jp/npoportal/search　（アクセス：2018年6月4日）

索　引

■ 欧文・数字
BMI　68
NPO　127
119番　11

■ あ
アルツハイマー型　91

■ い
意識　16
異食　92
入れ歯への対応　45
咽頭期　6

■ う
歌　102
うなずき嚥下　112
運動　3, 62, 67

■ え
栄養補助食品　69, 98
エピソード記憶の障害　91
嚥下性無呼吸　9
嚥下造影検査　9
嚥下反射　18, 19
嚥下ビデオ内視鏡検査　9
嚥下リハ相談窓口　125
円背　51, 55, 62

■ お
送り込み　18
送り込み力　19
お手玉　101

■ か
開口ペース　117
改訂水飲みテスト　22
開鼻声　15, 63
開閉抵抗運動　87
かき込み　94
顎関節　84
覚醒　41
覚醒レベル　16, 38
過屈曲　8
過食　93
過伸展　8
活動　100
噛む　18
かるた　102
感覚　3
感覚器　4

換気運動　3
環境　14
環境調整　94
観察　14
観察項目　14, 15
観察チェック票　20
関節可動域　26
関節強直　33
関節拘縮　33
観念運動失行　26, 95

■ き
逆流性食道炎　33
吸引法　9, 11, 12
嗅覚　5
吸息運動　3
胸郭の運動　82
頬筋　84, 85
霧状に吹きかける操作ができない人　36
記録　59
筋緊張　26
筋緊張亢進　29
筋緊張低下　28, 47, 53
筋力　26
　　──と筋持久力　77

■ く
口顔面失行　6, 95
口顔面失行テスト　25
口の受け入れ準備　44
頚の運動機能　26, 27
車いす座位　48
車いすサイズ　49, 50
車いすの状態　48
車いすの適合条件　48

■ け
頚部　7, 8, 82
　　──のアイスマッサージ　42
　　──の運動　83
傾眠　16
血圧　39
健康管理　99
肩甲骨と鎖骨の運動　81
言語障害　5
幻視　6, 93

■ こ
効果器　4
口腔・顔面の体操　84

口腔期　6
口腔ケア用ジェル　72
口腔内の潤い　35
口腔内の衛生状態　71
交互嚥下　112, 114
抗重力肢位　27
誤嚥　8, 24, 59, 100
誤嚥徴候　118
五感　3
呼吸　39
呼息運動　3
呼息運動時間　9
呼息運動時間テスト　23
ゴロ音　18, 19, 62, 112

■ さ
最大筋力　77
差尺　16, 17
嗄声　15, 62, 112
座面のたわみ　49
サルコペニア　68

■ し
姿勢調整　57
舌　85, 108
　　──や唇の麻痺　95
舌ブラシ　73
失行　5
実行機能障害　92
実行障害　5
失認　5
失認・失行　95
周辺症状　5, 6, 90
重力　27
準備期　6
常同的食行動　93
食具　65, 96
食後期　20
食事介助技術　104, 105
食事姿勢　45
食事動作　6
食事動作期　16
食準備期　15
食前期　15
食卓で待つ時間　44
食道期　6
食物形態　59, 73
食物残渣　59, 73, 112
食物の送り込みを助ける道具　98
食物の運びや取り込み　64
食器　65

視力　5
神経　3
深呼吸　80

■ す
随意運動　3
水分介助　111
スプーン介助　106
スライス　59, 60, 98

■ せ
生活リズム　32
声帯　24
声門　24
声門・声帯と誤嚥との関係　25
咳　18, 19, 58
摂取量　68
摂食嚥下過程　6
　――に関与する筋群　7
摂食嚥下関連医療資源マップ　122
摂食嚥下期　17
舌苔　71, 72
背もたれ　48, 50, 55, 56
先行期　6
前後面の抵抗運動　87
前頭側頭型　93
専門作業療法士　124

■ そ
挿入位置　99
増粘剤　60
そろばん　101

■ た
体位変換　34
体温　39
体操　37
大腿骨頸部骨折　46
唾液　35
食べる　2

■ ち
窒息　10, 72
注意力　16, 17
注意力障害　94
中核症状　5, 90
中枢神経　3
昼夜逆転　38
沈下性肺炎　33

■ て
低栄養　68
手続き記憶　101

■ と
頭部挙上運動　86

■ な
軟口蓋の挙上不全　118

■ に
匂い　43
日内変動　93
認知症高齢者の日常生活自立度　119
認定士　125

■ ね
寝返り　36
寝ている体位　33

■ の
脳幹　6
脳血管性　95
脳神経　3
飲み込み　18, 19

■ は
パーキンソン病の症状　93
肺炎　100
バイタルサイン　39
背部叩打法　9, 11
パタカラ　62, 85
発声・構音テスト　24
歯磨き　73, 114
早食い　94
範囲　27
反回神経　25
半自動運動　3
半側空間無視　6
反復唾液嚥下テスト　22

■ ひ
左半側空間無視　95
一口量　99, 106, 110
皮膚刺激　43
評価法　14

■ ふ
風船バレー　77
吹き戻し　78
複数回の嚥下　112, 114
腹部突き上げ法　9, 11, 12
不顕性誤嚥　9
フットサポート　48, 50
フレイル　76
フレイル予防法　77
ブローイング　79

■ へ
ベッド上座位　55
勉強会　115
変形　46, 52
偏食　93

■ ほ
方向　27
頬筋　84, 85
ポジショニング　34

■ ま
前へずれた姿勢　47, 52
枕　47, 62
末梢神経　3
麻痺側　47, 53, 112

■ み
味覚　5
脈拍　39

■ む
むせ　18, 19, 58, 62, 114

■ め
迷走神経　25

■ も
目的　2

■ り
リクライニング車いす　54
良肢位　34

■ れ
レビー小体型　93

今日からできる
高齢者の誤嚥性肺炎予防　　　ISBN978-4-263-26572-7

2018年9月10日　第1版第1刷発行

著　者　東　嶋　美佐子
　　　　渡　辺　展　江
発行者　白　石　泰　夫
発行所　医歯薬出版株式会社

〒113-8612　東京都文京区本駒込1-7-10
TEL．(03) 5395-7628 (編集)・7616 (販売)
FAX．(03) 5395-7609 (編集)・8563 (販売)
　　　　　　　　https://www.ishiyaku.co.jp/
郵便振替番号　00190-5-13816

乱丁・落丁の際はお取り替えいたします．　　印刷・壮光舎印刷／製本・愛千製本所
© Ishiyaku Publishers, Inc., 2018. Printed in Japan

本書の複製権・翻訳権・翻案権・上映権・譲渡権・貸与権・公衆送信権(送信可能化権を含む)・口述権は，医歯薬出版(株)が保有します．
本書を無断で複製する行為(コピー，スキャン，デジタルデータ化など)は，「私的使用のための複製」などの著作権法上の限られた例外を除き禁じられています．また私的使用に該当する場合であっても，請負業者等の第三者に依頼し上記の行為を行うことは違法となります．

JCOPY ＜出版者著作権管理機構　委託出版物＞
本書をコピーやスキャン等により複製される場合は，そのつど事前に出版者著作権管理機構(電話03-3513-6969，FAX 03-3513-6979，e-mail：info@jcopy.or.jp)の許諾を得てください．

摂食・嚥下障害への作業療法アプローチ
基礎理解から疾患別対応まで

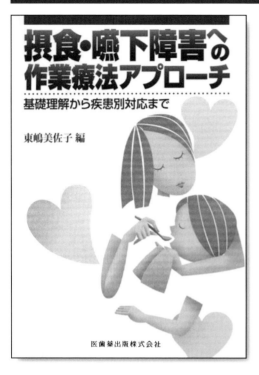

◆東嶋美佐子　編
◆B5判　330頁　定価(本体5,400円＋税)
　ISBN978-4-263-21354-4

- 作業療法の基礎的理解を述べるとともに，摂食嚥下の基礎知識と，作業療法士の役割を簡潔にまとめた一冊．
- 各論では，作業療法士が知っておくべき疾患別における具体的対応のアプローチについて，わかりやすく丁寧に解説．

摂食・嚥下の基礎知識から，疾患別のアプローチまで詳しく解説！

目次＆本文サンプルはこちらから！

QRコードを読み取ると詳しい情報がご覧いただけます

おもな目次

総論　摂食・嚥下障害の基礎知識

第1章	作業療法の基礎的理解のために
第2章	摂食・嚥下の解剖生理
第3章	摂食・嚥下と呼吸
第4章-1	摂食・嚥下障害の基礎知識
第4章-2	摂食・嚥下障害に対する評価法
第4章-3	摂食・嚥下障害に対する治療法
第5章-1	摂食・嚥下障害における作業療法士の役割
第5章-2	作業療法士の役割-活動を用いた機能訓練
第5章-3	作業療法士の役割-食事動作訓練
第5章-4	作業療法士の役割-食事姿勢
第5章-5	作業療法士の役割-高次脳機能障害に対する訓練
第5章-6	作業療法士の役割-家族・患者・介護者への指導
第6章-1	病院での摂食・嚥下障害に対する作業療法士の役割
第6章-2	施設での摂食・嚥下障害に対する作業療法士の役割
第6章-3	在宅での摂食・嚥下障害に対する作業療法士の役割

各論　疾患別の対応

第7章-1	筋ジストロフィーに伴う摂食・嚥下障害への対応
第7章-2	脳性麻痺に伴う摂食・嚥下障害への対応
第7章-3	食べることを好まない子どもの摂食・嚥下障害への対応
第7章-4	NICUにおける特有な摂食・嚥下障害への対応
第7章-5	重症心身障害児・者に特有な摂食・嚥下障害への対応
第7章-6	認知症に伴う摂食・嚥下障害への対応
第7章-7	加齢に伴う摂食・嚥下障害への対応
第7章-8	脳血管障害に伴う摂食・嚥下障害への対応
第7章-9	パーキンソン病・症候群に伴う摂食・嚥下障害への対応
第7章-10	ALSに伴う摂食・嚥下障害への対応
第7章-11	COPDに伴う摂食・嚥下障害への対応
第7章-12	悪性腫瘍に伴う摂食・嚥下障害への対応
第7章-13	上肢と手指の運動障害に伴う摂食・嚥下障害への対応

医歯薬出版株式会社　〒113-8612 東京都文京区本駒込1-7-10　TEL03-5395-7610　FAX03-5395-7611　https://www.ishiyaku.co.jp/